临床医学诊断图谱系列 | 刘 斌 丛书主编

明明白白
心电图图解

管 琳 马如飞 主编

《中国中西医结合影像学杂志》 组织编写

A Clear and Simple Diagram
of Electrocardiogram

U0228628

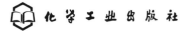

化学工业出版社

·北京·

内容简介

临床学习心电图识图诊断，需要掌握心电的基础知识，学习看图的方法和技巧。本书共分十二章。第一至第四章讲解心脏解剖与生理功能、心脏的生物电现象和电生理特性、心电图产生的原理以及正常心电图的产生及判读；第五章介绍心律失常概论，是需要了解的内容；第六、第七章介绍快速性心律失常与缓慢性心律失常，这是心电图诊断的精华，需要掌握；第八章心肌梗死的心电图诊断，是心电图的重点学习内容，需要重点掌握；第九至第十一章介绍心脏肥大的诊断、常见心脏病的心电图诊断、药物影响及电解质紊乱的心电图变化，这些内容需要了解，不具备特异性，需要与临床结合。第十二章心电图识图实践，解读了20例心电图。本书内容按照定义、相关名词解释、识图要点与技巧、读图实践、鉴别诊断，由浅入深，循序渐进。本书附心电图插图200余份，全部为临床真实病历，图文并茂，配有解释，便于理解，有些章节附知识拓展内容供大家学习提高。本书旨在帮助临床医师、基层医护人员及医学专业学生快速掌握心电图诊断技能。

图书在版编目（CIP）数据

明明白白心电图图解/管琳，马如飞主编；《中国中西医结合影像学杂志》组织编写. —北京：化学工业出版社，2022.4（2024.11重印）

（临床医学诊断图谱系列/刘斌丛书主编）

ISBN 978-7-122-40694-1

Ⅰ.①明… Ⅱ.①管…②马…③中… Ⅲ.①心电图-图解 Ⅳ.①R540.4-64

中国版本图书馆CIP数据核字（2022）第023046号

责任编辑：陈燕杰　　　　　　　　　　文字编辑：何　芳
责任校对：宋　夏　　　　　　　　　　装帧设计：史利平

出版发行：化学工业出版社（北京市东城区青年湖南街13号　邮政编码100011）
印　　装：盛大（天津）印刷有限公司
850mm×1168mm　1/32　印张8$\frac{1}{2}$　字数229千字
2024年11月北京第1版第3次印刷

购书咨询：010-64518888　　　　　售后服务：010-64518899
网　　址：http://www.cip.com.cn
凡购买本书，如有缺损质量问题，本社销售中心负责调换。

定　价：49.00元

本 书 编 写 人 员

主　编　管　琳　马如飞

副主编　于　杰　邢训颜　董小康　翟红丽　赵　珑

编　者

管　琳　山东中医药大学附属医院

马如飞　山东省肿瘤医院（山东省肿瘤防治研究院）

于　杰　山东中医药大学附属医院

邢训颜　山东中医药大学附属医院

董小康　山东中医药大学附属医院

翟红丽　山东中医药大学附属医院

赵　珑　山东省肿瘤医院（山东省肿瘤防治研究院）

李文一　济南护理职业学院

李　玄　广州中医药大学

张晨晨　济南市中医医院

蔡　敏　山东中医药大学第二附属医院

冀晓冲　山东特殊教育职业学院

黄鑫杰　山东省立第三医院

插图制作

王　茜　乳山市天英信息科技有限公司

1903 年 WiLLem Einthoven 发明了弦线心电图，并逐渐应用于临床，此后心电学经历了百年的发展，逐渐完善成熟。目前心电图检查已成为临床各科常规必备检查项目，是临床应用最广的学科之一，门诊、病房、急诊、危重症的抢救工作都离不开心电图提供的诊断信息。因此掌握心电图的基本知识和心电图诊断是心电工作者、临床医师、医学研究生、规培医师的必备基本功。

心电图检查是一项操作简便、价格低廉、临床应用价值很高的辅助诊断技术，但是心电图的诊断因其本身概念抽象，涉及心电生理学内容较多，分析理解困难，对于广大学习心电图的医生来说入门难、精通更难。作为已有 30 年教龄的心电工作者，笔者很理解医务人员在初学心电图知识时的渴望、困难和困惑，因为笔者在开始学习心电图的很长一段时间里也是摸不着门路，感觉心电图书籍非常晦涩难懂，不知如何下手，经常遗漏诊断，更谈不上与临床结合了。随着工作中知识的积累，逐渐发现心电图的学习是有规律可循的，就像电脑里的菜单一样，复杂的东西可以"条理化""步骤化"，可以化繁为简。平时我们阅读的心电图书籍主要是文字描述为主，书上会把发生的各种心电现象和表现展现出来，带有普遍性，但是我们在心电图的判读过程中，面对的是个体，都有独特性，每一个人的心电图都是不一样的，个性与共性的结合是我们在学习和工作中需要认真体会和思考的问题。心电图的学习并不是简单的"死记硬背""看图识字"，要边看、边想、边总结，寻找它们的内在规律。"横看成岭侧成峰，远近高低各不同"，不断地总结、凝练，就会对事物的本质把握得更准确。

本书内容具有以下特点：

1. 内容丰富精简，涵盖了解剖、生理、物理、临床知识等多学科内容，从原理开始逐步进行知识加固，夯实基础，但是在内容上做了精简调整，便于大家快速理解、快速掌握。

2. 编写条理清晰，系统化构思。每一章节内容都是按照定义、相关名词解释、识图要点及技巧、读图实践、鉴别诊断的顺序，并且增加了知识拓展、实战练兵环节帮助大家检验学习成果，希望为读者提供贴近临床的阅读体验。

3. 本书附心电图约 200 份，全部为三甲医院临床真实病例，密切结合临床实际需求，编写内容最大限度地贴近临床，符合低年资医学工作者的迫切需求。

本书具体讲解了心电生理学、心电图的形成原理、正常心电图特点、心律失常、心肌梗死、电解质异常等内容，重点阐述心电图的阅图方法，分析临床常见的异常心电图，对其中涉及的心电现象及原理详细讲解，亦涉猎部分特殊心电图表现及鉴别诊断，注重心电图与临床实际的结合。

本书条理清晰、由浅入深、图文并茂、结合临床，适用于临床医学生、规培医师和基层医护人员学习心电图。由于编者知识水平有限，而且心电学博大精深，内涵丰富，知识更新日新月异，书中难免存在疏漏之处，恳请广大读者批评指正。

编者
2022 年 6 月

目录

第一章

心脏的解剖
与生理功能

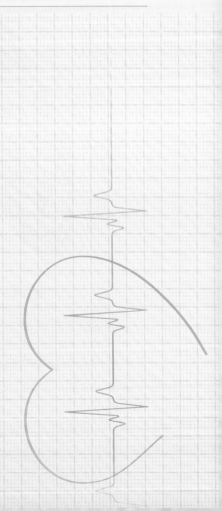

第一节　心脏解剖特点

一、心脏的位置

心脏位于胸腔之内，纵隔前下部，横膈之上，双肺中间而偏左，心底部朝向右后上方，心尖朝向左前下方，成人心脏约2/3居正中线左侧，1/3居正中线右侧，位于胸骨和第2～6肋软骨后方，第5～8胸椎前方（图1-1）。

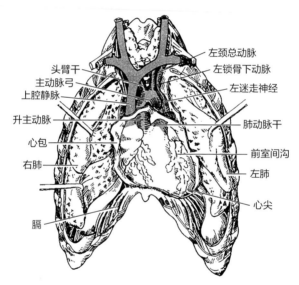

图1-1　心脏在胸腔的位置

二、心脏的外形

心脏外形近似前后略扁倒立的圆锥体，可简单概括为一尖、一底、两面、三缘、四沟。

一尖即心尖。一底即心底。两面即胸肋面和膈面，膈面几乎为水平位，贴着膈肌。三缘即心右缘、心左缘、心下缘。四沟即冠状沟、前室间沟、后室间沟、后房间沟，是4个心腔在心脏表面的分界（图1-2、图1-3）。

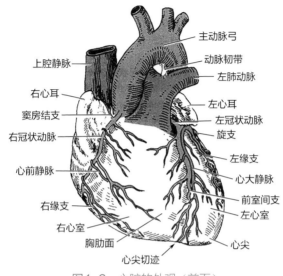

图1-2 心脏的外观（前面）

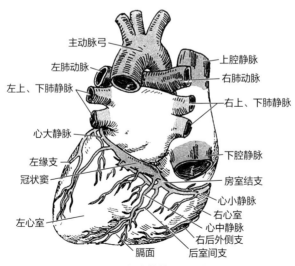

图1-3 心脏的外观（后面）

三、心腔

心腔包括右心房、左心房、右心室、左心室。

（1）右心房　右心房壁薄、腔大，表面光滑。上腔静脉、下腔静脉开口于右心房。窦房结位于右心房。左、右心房之间为房间隔，房间隔在卵圆窝处最薄，房间隔缺损多发生于此。

（2）左心房　左心房位于右心房的左后方，有四条肺静脉连于左心房。

左心耳位于左心房前壁，由梳状肌构成，表面凹凸不平，心耳内易形成血栓，栓子脱落造成动脉栓塞。

（3）右心室　右心室为最靠前的心腔，室壁较薄，3～4mm。右心室内有一弓形隆起称室上嵴，将右心室流入道及流出道分隔开，室上嵴肥厚可致右心室流出道狭窄。室上嵴亦是室性早搏、室性心动过速的好发部位。

（4）左心室　左心室位于右心室的左后方，壁厚8～11mm，左心室内常有假腱索，可引起室性早搏。室间隔为左心室与右心室之间的隔膜，由肌部和膜部组成。上部为膜部，为室间隔缺损好发部位。

第二节　心脏传导系统

心脏传导系统由窦房结、结间束、房室结、希氏束、左右束支及其分支和浦肯野纤维系统组成（图1-4）。电生理特性主要有自律性、传导性、兴奋性，无收缩性。

一、窦房结

1. 位置

窦房结位于上腔静脉与右心耳交界处，即界沟上1/3的心外

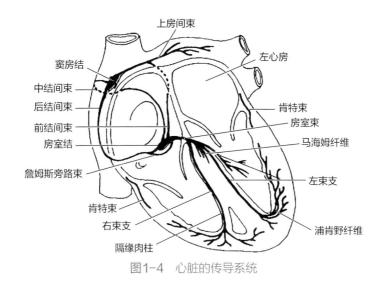

图1-4 心脏的传导系统

膜下。大小约15mm×5mm×1.5mm。分头、体、尾三部分。

2. 电生理特性

窦房结在传导系统中自律性最高，频率为60～100次/分，称为第一起搏点。窦房结受自主神经的调节，交感神经兴奋时心率加快，迷走神经兴奋时心率减慢。

二、结间束

1. 位置

通常认为窦房结和房室结之间存在三条传导束，分前、中、后三条结间束。

（1）前结间束 从窦房结头部发出。一支进入左心房，称为上房间束。另一支在主动脉根部后方进入房室结顶部。

（2）中结间束 从窦房结尾部发出，沿着房间隔右侧入房室结上缘。

（3）后结间束 从窦房结尾部发出，经过冠状窦进入房室结。

2. 电生理特性

结间束传导速度较心房肌快，并有潜在的自律性。其功能是将窦房结发出的冲动传导到心房肌和房室结。

三、房室交界区

1. 位置

房室交界区（图1-5）又称房室结区，由三部分组成：房室结心房扩展部（结间束的终末部，也称房结区）、房室结、结束区（指希氏束的近侧部，也称结希区）。

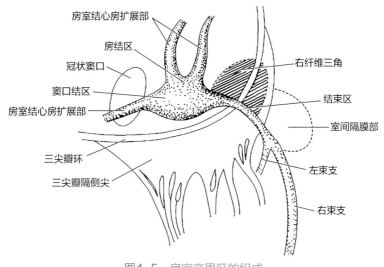

图1-5　房室交界区的组成

2. 电生理特性

房室交界区是联系心房与心室间的传导通路，具有起搏、传导、延搁功能。

① 房室交界区具有自律性，频率40～60次/分。正常情况下被窦性激动抑制，如窦房结、房室传导发生病变，房室交界区

作为次级起搏点主导心脏电活动。

②房室结主要由过渡细胞交织成迷路样结构组成，传导速度最慢，使窦性激动作短暂的延搁，心房有充足的时间完成收缩期，保证心房和心室协调一致地完成泵血功能。

③房室交界区具有双向传导的能力，冲动可从心房前传至心室，也可以从心室逆传回心房。激动在房室结内传导减慢，传导径路多样，是隐匿性传导、递减性传导、双径路折返等心电现象的好发部位。

四、希氏束

希氏束也称房室束，是房室结的延伸部分，长约10mm。与三尖瓣、主动脉瓣、室间隔关系密切，这些部位的损伤容易影响希氏束。

五、束支与分支

1. 右束支

右束支是房室束的延续部分，细长，长16～20mm，沿室间隔行走。右束支传导阻滞比左束支传导阻滞多见，是因为右束支细长、分支较晚，血液供应单一，易受损害。

2. 左束支

由房室束分出后穿过室间隔膜部下缘，位于室间隔左侧，约行15mm后再分支。左束支主干比右束支短而宽，受双重血液供应，如果发生传导阻滞，一般为器质性病变。

（1）左前分支　邻近左心室流出道，长约35mm，左前分支细长、血供单一，易发生传导阻滞。

（2）左后分支　靠近左心室流入道，长约30mm，左后分支粗短、接受双重血供，传导阻滞较少见。

六、浦肯野纤维网

浦肯野纤维网是左、右束支及其分支所分出的树枝状末梢纤维。

第三节　心脏的供血

冠状动脉是营养心脏的动脉，分左、右冠状动脉。分别起自主动脉根部的左、右冠状动脉窦（图1-6）。

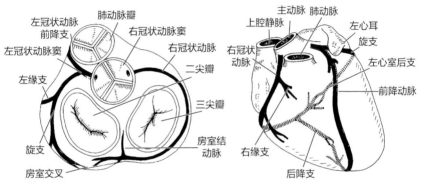

图1-6　冠状动脉血管的主要分支

一、左冠状动脉

走行于肺动脉干与左心耳之间，主要分前降支、回旋支（左旋支）、对角支。

① 前降支及分支分布到左心室前壁、心尖、右心室前壁的一小部分、室间隔前2/3。

② 回旋支分布于左心房、左心室前壁部分区域、左心室侧壁、左心室后壁一部分。

③ 对角支分布到左心室前壁上部。

二、右冠状动脉

向右前方走行于肺动脉干根部和右心耳之间，主要分支有窦房结支、右心房支、右缘支，后室间支、右旋支、房室结支。

右冠状动脉一般分布于右心房、右心室前壁的大部分、右心室侧壁和后壁、左心室后壁的一部分、室间隔的后1/3。

三、传导系统的血液供应

① 窦房结动脉的血供约60%来自右冠状动脉，40%来自左冠状动脉；房室结动脉的血供约93%来自右冠状动脉。

② 窦房结、结间束主要由窦房结动脉供血。

③ 希氏束多由房室结动脉和左冠状动脉的第一前穿支供血。

④ 右束支主干部由左前降支的前穿支供血。

⑤ 右冠状动脉阻塞可引起窦性心动过缓等缓慢性心律失常。

⑥ 左束支主干接受双重血供，左束支传导阻滞时，提示左、右冠状动脉均有病变。

第四节　心脏的神经支配

心脏受交感神经和迷走神经的直接支配。

（1）交感神经　交感神经兴奋可提高窦房结兴奋性，表现为心率加快，传导速度加快，心肌收缩力增强，降低室颤阈值，使室颤容易发生。

（2）迷走神经　迷走神经兴奋可降低窦房结的自律性，减慢心率。缩短心房肌的有效不应期，加速房内传导，易于形成心房颤动。提高心室颤动阈值，不易发生心室颤动。

交感神经与迷走神经对心脏的作用是相互对立、相互配合的，共同调节着心脏的生理活性，以适应人体的生理需要。

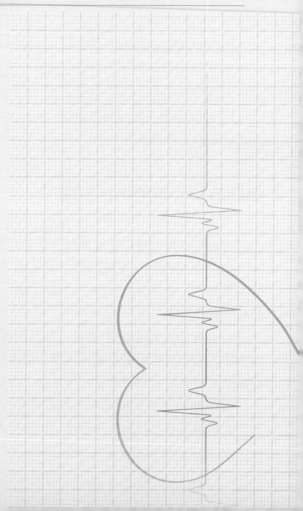

第二章

心脏的生物电现象和
电生理特性

第一节　心肌的生物电现象

心脏的主要功能是有节律地收缩和舒张，心脏在有机械活动之前必须先有电的活动。将人体的心电信号采集下来，经过一系列的放大、过滤波处理，把心电信号以波形的形式表现出来，就是心电图。在学习心电图之前有必要了解心脏电生理的基本特性。心肌细胞的电生理特性有自律性、兴奋性、传导性、收缩性。

一、自律性

心脏起搏细胞有节律性地发放电冲动，心脏这种固有的自动性和节律性简称自律性。传导系统各部位的自律性有等级差别，窦房结自律性最高，每分钟发出 60 ～ 100 次的激动，窦房结主导整个心脏的兴奋和搏动，称为正常起搏点。

特殊情况下窦房结以外的心肌细胞也会发放电冲动。当异位心肌细胞的自律性增高，可出现异位心律，如房性早搏、房性心动过速、室性早搏、室性心动过速等。

二、兴奋性

兴奋性是指心肌细胞受到适当刺激能发生兴奋，即产生动作电位的特性。下面以心室肌为例介绍心肌兴奋的过程。

1. 静息电位

细胞未受刺激时，细胞膜内外两侧存在电位差称静息电位。心室肌细胞的静息膜电位一般为 −80 ～ −90mV。

2. 动作电位

动作电位是心肌兴奋的标志，是指心肌细胞受到刺激时，静息电位负值迅速减少并上升到正电位，然后回到静息电位。心室肌动作电位通常用0、1、2、3、4时相表示动作电位的各个分期（表2-1、图2-1）。

表2-1　心室肌细胞的动作电位

动作电位分期		电位变化 /mV	耗时 /ms
除极	0 相	−90 ～ +30	1 ～ 2
复极	1 相 快速复极早期	+30 ～ 0	10
	2 相 平台期	0	100 ～ 150
	3 相 快速复极末期	0 ～ −90	100 ～ 150
	4 相 静息期		

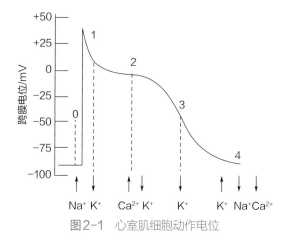

图2-1　心室肌细胞动作电位

3. 兴奋性的周期变化

　　心肌细胞兴奋后，其兴奋性会发生一系列变化：有效不应期（含绝对不应期和局部反应期）、相对不应期、易颤期、超常期、正常应激期（表2-2、图2-2）。心肌细胞的不应期具有自我保护的重要意义，它可避免像骨骼肌那样的强直收缩，以免引起血液循环中断。

表2-2　兴奋性的周期变化

分期	动作电位对应关系	特点
有效 不应期	相当于动作电位 0 相和复极至 −60mV 范围时	在此期间任何强大的刺激也不能引起有效的心肌细胞兴奋
相对 不应期	相当于动作电位 −60mV 到 −80mV 的范围	强刺激能产生动作电位，兴奋传导减慢
易损期	在相对不应期的早期阶段	给予刺激或发生的早搏易诱发颤动，也称为易颤期
超常期	膜电位恢复到 −80 ～ −90mV	给予较小的刺激就可使心肌细胞产生兴奋
正常应激期	复极过程结束	兴奋性完全恢复正常

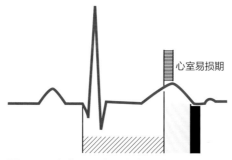

图2-2　心室肌兴奋周期与心电图对应关系

////// 有效不应期　　　相对不应期　　　■ 超常期

三、传导性

　　心肌细胞膜上任何一点产生兴奋，均能以动作电位的形式将激动传导到整个心肌细胞及其相邻的心肌细胞，从而引起整块心肌的兴奋和收缩，这种传导的特性称为传导性。

　　激动在心脏不同部位传导，其传导速度不相同，希氏束、左右束支、浦肯野纤维传导速度快是为了保证心室收缩的同步性。房室交界区传导速度最慢，使兴奋在此延搁，是为了让心室有足够时间充盈，避免房室收缩重叠的现象。

四、收缩性

收缩性是指心肌细胞在动作电位的触发下产生收缩反应的特性。心肌细胞产生兴奋后，通过电 - 机械收缩耦联，心房或心室的所有心肌细胞近于同步的收缩。心肌细胞的不应期特别长，相当于整个收缩期和舒张早期，这样可避免强直收缩，满足心脏射血的需要。

第二节　心肌细胞的分类

一、按功能和电生理特性分类

根据电生理特性的不同，心肌细胞一般分为普通细胞和特殊细胞。

（1）普通细胞　包括心房肌和心室肌，执行收缩功能，也称工作细胞。最显著的特点是具有收缩性，不具有自律性。

（2）特殊细胞　包括窦房结、结间束、房室交界区、希氏束、左右束支、浦肯野纤维网，内含P细胞和浦肯野细胞，组成心脏特有的传导系统。特殊细胞的最显著特点是自律性，不具有收缩性。

二、按动作电位特征和自律性分类

根据动作电位0相除极的速度，心肌细胞分为快反应细胞和慢反应细胞，再结合自律性可分为以下四种。

（1）快反应非自律细胞　心房肌和心室肌。

（2）快反应自律细胞　浦肯野自律细胞。

（3）慢反应非自律细胞　结区细胞。

（4）慢反应自律细胞　窦房结自律细胞、房室交界区的房结区和结希区自律细胞。

第三节　心电与机械活动的关系

一、电－机械收缩耦联

心脏的基本功能是电活动和机械活动，先有电活动，然后有机械活动，两者相差40～60ms，心电活动引发的机械活动称为电-机械收缩耦联。

心脏是由电活动驱动的机械泵。当心电活动停止时，也就没有了机械活动，心源性猝死的原因多是心脏电活动异常引起机械活动停止。还有一种较少见的情况是电-机械分离，有电活动，但是没有机械活动，常见于临终患者，心电图上记录到缓慢的电波，但是心音消失，血压为零。

二、心电周期与心动周期的关系

心脏一次收缩和舒张构成一个机械活动周期称为心动周期，心动周期分为心室收缩期和舒张期。以左心室为例，收缩期为二尖瓣关闭至主动脉瓣关闭，分等容收缩期、快速射血期、减慢射血期。舒张期为主动脉瓣关闭至二尖瓣关闭，分等容舒张期、快速充盈期、减慢充盈期、心房收缩期。心电图中QRS波群的起始是心室除极的开始，QRS波群起点后50ms心室肌开始收缩，T波的终止对应于收缩期的终点，然后进入舒张期，心室舒张期末心房开始收缩（表2-3、图2-3）。

表2-3　心动周期与心电周期（左心室）

心动周期	时相	瓣膜开放	血流方向	心电图
心室收缩	等容收缩	全部关闭	（一）	QRS 波群起点后 50ms
	快速射血	主动脉瓣开	心室→动脉	
	减慢射血	主动脉瓣开	心室→动脉	
心室舒张	等容舒张	全部关闭	（一）	T 波终止
	快速充盈（E 峰）	二尖瓣开	心房→心室	
	减慢充盈	二尖瓣开	心房→心室	
	心房收缩（A 峰）	二尖瓣开	心房→心室	

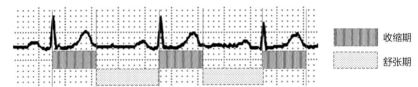

收缩期

舒张期

图2-3　心电周期与心动周期的关系

第三章

心电图产生的
原理

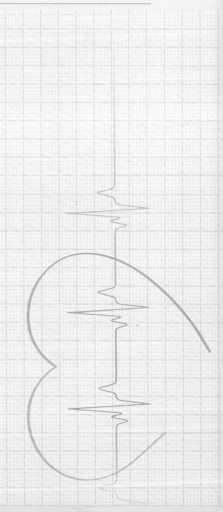

第一节 心电图的导联

心电图的导联分肢体导联和胸导联。

一、肢体导联

肢体导联分标准双极导联Ⅰ、Ⅱ、Ⅲ和加压单极导联aVR、aVL、aVF。

1. 标准肢体导联

标准双极肢体导联最早应用于临床，双极导联是将一对电极（正极、负极）置于体表的不同位置，反映两个电极之间的电位差。

Ⅰ导联是左上肢（正极）与右上肢（负极）电位差；

Ⅱ导联是左下肢（正极）与右上肢（负极）电位差；

Ⅲ导联是左下肢（正极）与左上肢（负极）电位差。

2. 加压单极肢体导联

单极导联反映的是探测电极所记录的电压与零电位之间的电位差。加压单极导联aVR、aVL、aVF，a代表增加，V代表电压，R、L、F分别代表右上肢、左上肢和左下肢。

aVR导联正极置于右上肢，左上肢与左下肢导线相连构成负极；aVL导联正极置于左上肢，右上肢与左下肢导线相连构成负极；aVF导联正极置于左下肢，右上肢与左上肢导线相连构成负极。

3. Einthoven等边三角形和Bailey六轴系统

Ⅰ、Ⅱ、Ⅲ导联可以用一个等边三角形表示，这个三角形是20世纪早期荷兰生物学家Einthoven命名的，所以称Einthoven三角，表达了Ⅰ、Ⅱ、Ⅲ导联的空间关系。关系公式是Ⅰ导联+Ⅲ导联＝Ⅱ导联。

将三个标准导联和三个加压单极肢体导联轴的方向和角度不变，使各导联轴的零电位点与Einthoven等边三角形的中心点重合，得到一个辐射状的几何图形，称"Bailey六轴系统"。6根导联线均匀地分布在一个额平面上，彼此之间的夹角都是30°，实线为正（箭头指向），虚线为负（图3-1）。

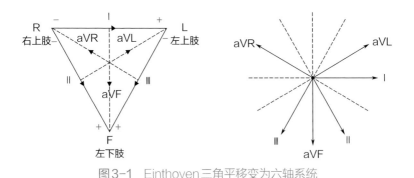

图3-1　Einthoven三角平移变为六轴系统

二、胸导联

　　胸导联是单极导联，是将探查电极安放在胸壁固定的位置上，采集不同部位电位的大小（图3-2、图3-3）。

　　我们常规做12导联心电图，有些情况下也需要加做18导联心电图，如怀疑后壁、右心室心梗，需要加做后壁导联和右胸导联。

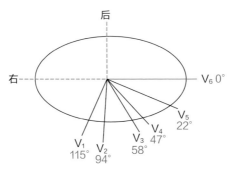

图3-2　胸导联轴的位置

三、心电图各导联电极放置位置

1. 常规12导联电极放置位置

见图3-3、表3-1、图3-4。

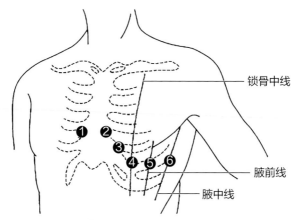

图3-3 常规12导联心电图胸导联电极位置

表3-1 常规12导联心电图各导联电极位置

肢体导联	RA-LA-LL-RL	顺时针方向红黄绿黑,右红开始
胸导联	V_1导联	胸骨右缘第四肋间
	V_2导联	胸骨左缘第四肋间
	V_3导联	V_2与V_4连线的中点
	V_4导联	左锁骨中线第五肋间
	V_5导联	左腋前线与V_4处于同一水平
	V_6导联	左腋中线与V_4、V_5处于同一水平

2. 右胸导联、后壁导联的电极放置位置

见表3-2、图3-5、图3-6。

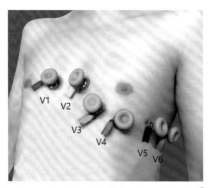

图3-4 常规12导联胸导联电极位置 ❶

表3-2 右胸导联、后壁导联电极位置

右胸导联	V_{3R} 导联	右胸部与 V_3 对称处
	V_{4R} 导联	右锁骨中线与 V_4 对称处
	V_{5R} 导联	右腋前线与 V_5 对称处
后壁导联	V_7 导联	左腋后线与 V_4、V_5 处于同一水平
	V_8 导联	左肩胛线与 V_4、V_5 处于同一水平
	V_9 导联	左脊柱旁线（脊柱棘突旁2cm）与 V_4、V_5 处于同一水平

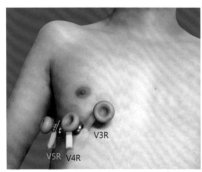

图3-5 右胸导联电极位置

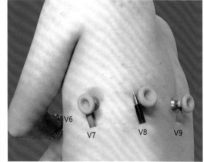

图3-6 后壁导联电极位置

❶ 图中标注的 V1（导联）即文中的 V_1（导联），为方便读者看图，所有胸导联在图中都不用下角表示。全书同。

第二节 临床心电图产生的原理

一、心电向量学说

1. 心电向量

心肌细胞除极和复极过程中产生的电动力既有大小，又有方向，可以用"向量"来表示，通常我们用一箭矢来描述向量。箭矢的长短代表向量的大小，箭头的方向代表向量的方向，箭头为正，箭尾为负。

2. 瞬间综合心电向量

心脏是一个形状不规则的肌性器官，在一个心电周期中，各部分心肌按一定顺序除极，每一个瞬间都有不同的心肌参与心电活动，产生方向不同、大小不同的多个向量，方向相反者互相抵消，方向相同者互相叠加，不同角度的按照平行四边形法则，得出综合向量（图3-7）。某一瞬间，所有向量进行综合形成瞬间综合向量。

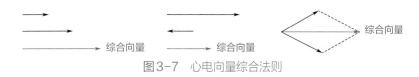

图3-7 心电向量综合法则

3. 空间心电向量环

在心电活动的不断传导和扩布过程中，每一个瞬间都有一个综合心电向量。在空间中，其大小和方向不同。心电向量从"0"开始，在整个心电周期中，每一个瞬间综合向量的尖端点随着时间的推移而移动，把这些尖端点连接起来，就形成一个有大小、有运行方向的空间心电向量环。

在心电活动周期中，窦房结首先激动，沿着传导系统下传，顺序引起心房与心室的除极和复极。将心房与心室激动过程中产生的不断变化着的瞬间综合向量的轨迹按先后顺序连接起来，形成空间的立体P环、QRS环、T环。P环是心房除极过程中瞬间综合向量的轨迹，QRS环是心室除极过程中瞬间向量变化的轨迹，T环是心室复极的瞬间向量变化的轨迹。

二、空间心电向量环的投影

1. 投影

光线垂直照射在某一物体上，在平面上所形成的影像称为投影。一个物体可以得到三个平面上的图像。同理空间心电向量环可以投影到额面、水平面（横面）、右侧面这三个平面上。

2. 心电向量的两次投影

把立体P环、QRS环、T环第一次投影在额面、水平面、右侧面形成了目前的临床心电向量图（图3-8）。再把额面心电向量图投影在额面6个肢体导联轴上，形成了肢体导联心电图；把横面向量图投影在横面 V_1、V_2、V_3、V_4、V_5、V_6 导联轴上，形成了胸导联心电图，这就是两次投影的概念。

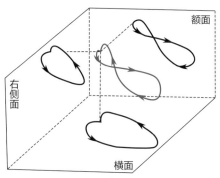

图3-8　空间向量环的第一次投影示意

以额面QRS环在导联轴上的投影为例（图3-9），Ⅱ导联QRS波群形成的过程：Ⅱ导联被与它垂直的aVL导联分为正侧（实线）和负侧（虚线）。向量环从0开始，按运行方向，先有一小部分投影于负侧，形成一个向下的小波（q波），随即大部分投影于正侧，形成一个向上的大波（R波），最后一小部分投影于负侧，形成一个向下的小波（s波）。P环和T环的第二次投影与QRS环相同，分别形成心电图中的P波和T波。

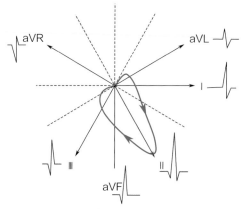

图3-9　额面向量环在导联轴投影示意

横面各导联轴位置如图3-2所示。横面向量环的投影形成胸导联心电图，与额面心电图的形成原理相同。

我们可以这样理解，立体描述一个人特征的时候，围绕这个人转一圈是360°，360°平分成12份，每两个角度相差30°，从这12个角度去评价这个人的特征，每个角度的人的特征是不一样的。心电图也是这样，只不过先把立体的心电活动投影到平面，再把平面的电活动投影到导联轴上，我们通过观察分析12导联电活动变化，评价心脏的电活动是正常还是异常。

第三节　心电轴

一般情况下，心电轴指QRS向量环平均心电轴，临床上QRS向量环平均电轴最常用。

一、QRS向量环平均电轴的概念

将额面QRS向量环各瞬间的向量综合起来成为一个总的向量，这个综合向量就是我们常说的心电轴。通常用总向量与Ⅰ导联所成的角度表示，如0°、−30°、+45°。

二、心电轴的测量方法

临床上测量心电轴度数常用的方法有面积法、振幅法。

1. 面积法

1985年世界卫生组织及国际心脏联盟协会主张：所有的计算机心电图分析程序都应使用面积法决定QRS平均电轴。数字化心电图自动分析仪用面积法自动测出的心电轴精确度较高。

2. 振幅法

人工心电轴的测定仍然是心电图诊断的基本技能。但因为QRS波群面积较小，测量存在难度，所以人工测量心电轴的传统方法采用Ⅰ、Ⅲ导联QRS波振幅代数和法（图3-10）。

① 计算Ⅰ、Ⅲ导联QRS波振幅代数和，向上的波为正值，向下的波为负值，如图3-7（b），Ⅰ导联呈Rs型，5−2 = 3；Ⅲ导联呈rS型，2−6 = −4。

② 画出六轴系统及坐标，Ⅰ导联代数和为正值，在其正侧画出坐标3；Ⅲ导联为负值，在其负侧画出坐标4。

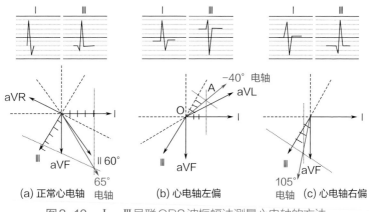

图3-10　Ⅰ、Ⅲ导联QRS波振幅法测量心电轴的方法

③ 找到Ⅰ导联坐标3的垂线与Ⅲ导联坐标-4的垂线的交点A。连接中心点O与交点A，OA就是电轴方向。

④ 用量角器测量OA与Ⅰ导联正侧夹角的度数。

由于Ⅲ导联受呼吸影响波形变化较大，aVF导联波形较为固定，也有学者建议采用Ⅰ、aVF两个互相垂直的导联测定心电轴，该方法适合临床医师和心电医师使用，具体步骤与上述振幅法相同。另外还可使用目测法判定心电轴（见知识拓展），不同的方法计算出来的电轴不完全相同，存在一定的差异。

三、QRS平均电轴诊断标准

正常心电轴：$-30°\sim+90°$。电轴左偏：$-30°\sim-90°$。电轴右偏：$+90°\sim+180°$。电轴不确定：$-90°\sim+180°$。见图3-11。

四、QRS平均电轴的意义

测定心电轴有助于了解：①心脏在胸腔的位置，如横位者多表

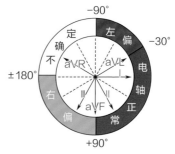

图3-11　心电轴的分类

现电轴左偏。②心室肥厚者常伴有电轴改变，如右心室肥厚者电轴右偏，左心室肥厚者电轴左偏。③心室内传导系统病变，如左前分支传导阻滞电轴左偏（表3-3）。

表3-3　电轴左偏、电轴右偏的常见原因

电轴左偏	左前分支传导阻滞、左心室肥厚、下壁心肌梗死、预激综合征、正常变异等
电轴右偏	右束支传导阻滞、左后分支传导阻滞、右心室肥厚、肺栓塞、预激综合征、正常变异等

五、知识拓展——六轴系统在心电轴判定中的应用

根据Ⅰ、aVF导联QRS波群的主波方向，结合六轴系统各导联位置及关系判断心电轴。

目测Ⅰ、aVF导联QRS波群的主波方向，结合Ⅱ导联QRS波群的主波方向，是临床中最常用、最简单的方法（图3-12、图3-13）。

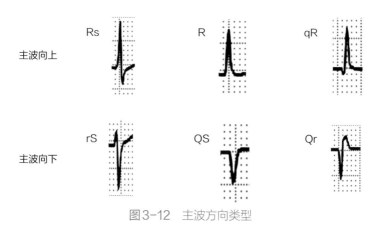

图3-12　主波方向类型

1. 额面向量环大部分位于第一象限时

投影于Ⅰ导联和aVF导联的正侧，Ⅰ、aVF导联主波向上。此时电轴位于第一象限0°～+90°，为正常电轴（图3-14）。

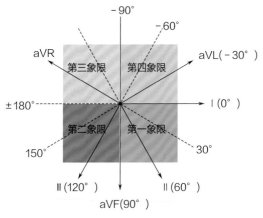

图3-13　六轴系统象限划分

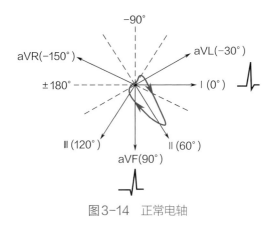

图3-14　正常电轴

2. 额面向量环大部分位于第二象限时

投影于 I 导联的负向和aVF导联的正向，I 导联主波向下、aVF 导联主波向上。此时电轴位于第二象限+90°～+180°，电轴右偏（图3-15）。

3. 额面向量环大部分位于第三象限时

投影于 I 导联和aVF导联的负向，I 导联和aVF导联QRS 主

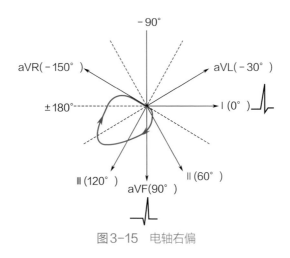

图3-15　电轴右偏

波方向都向下，此时电轴位于第三象限−90°～−180°，为不确定电轴（图3-16）。

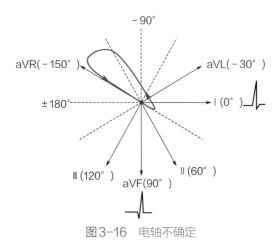

图3-16　电轴不确定

4. 额面向量环大部分位于第四象限时

投影于Ⅰ导联的正向和aVF导联的负向，Ⅰ导联主波向上、aVF导联主波向下。此时电轴位于第四象限0°～−90°，而0°～−30°心电轴正常，-30°～-90°电轴左偏。此种情况需结合 II 导联 QRS 波群的主波方向：①如 II 导联 QRS 波群的主波方向向上，说明额面向量环偏向 II 导联的正向，心电轴位于 0°～-30°，心电轴正常（图3-17）。② II 导联 QRS 波群的主波方向向下，额面向量环偏向 II 导联的负向，心电轴位于-30°～-90°，电轴左偏（图3-18）。

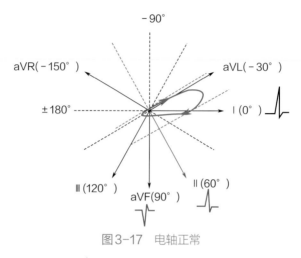

图3-17　电轴正常

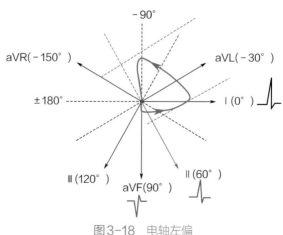

图3-18　电轴左偏

电轴的确定，看Ⅰ、aVF导联主波方向：Ⅰ、aVF导联主波均向上，电轴正常；Ⅰ、aVF导联主波均向下，电轴不确定；Ⅰ导联主波向下、aVF导联主波向上，电轴右偏；Ⅰ导联主波向上、aVF导联主波向下，再由Ⅱ导联确定，Ⅱ导联主波向下为左偏，Ⅱ导联主波向上为正常（表3-4）。

表3-4　根据Ⅰ、aVF、Ⅱ导联主波方向判定电轴

判定	Ⅰ导联主波	aVF 导联主波	Ⅱ导联主波
正常	向上	向上	
正常	向上	向下	向上
左偏	向上	向下	向下
右偏	向下	向上	
不确定	向下	向下	

六、读图实践

见图3-19～图3-22。

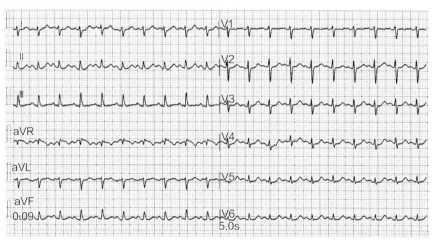

图3-19　心电轴右偏

目测法：Ⅰ导联主波向下、aVF 导联主波向上，心电轴右偏，见图3-19。

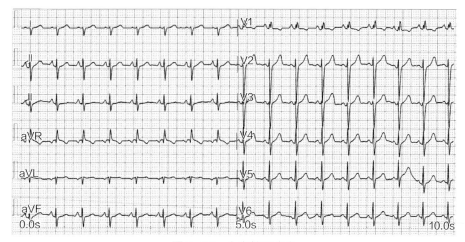

图3-20 心电轴不确定

　　目测法：Ⅰ导联主波向下、aVF 导联主波向下，心电轴不确定（电轴不确定，也称无人区心电轴，较少见），见图3-20。

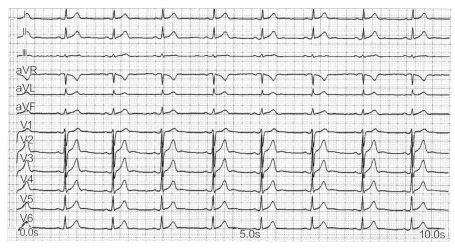

图3-21 心电轴正常

　　目测法：Ⅰ导联主波向上、aVF 导联主波向上，心电轴正常，见图3-21。

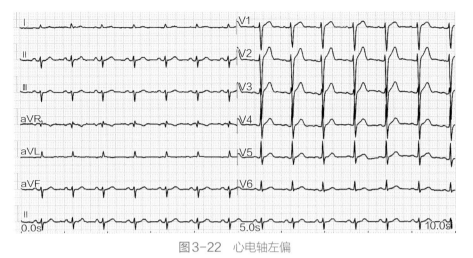

图3-22　心电轴左偏

目测法：Ⅰ导联主波向上、aVF 导联主波向下，Ⅱ导联主波向下，心电轴左偏，见图3-22。

第四节　心脏的钟向转位

当心脏绕长轴转位，胸导联的波形将发生变化，可分为顺钟向转位和逆钟向转位（从心尖观察）。心脏的转位可以理解为心脏位置的变化在心电图上的表现。V_1、V_2导联反映右心室壁的电位变化，V_5、V_6导联反映左心室壁的电位变化。V_3、V_4导联为过渡区导联，正常情况下R波与S波大致相等。如过渡区导联图形出现在左胸导联（V_5、V_6），称顺钟向转位（图3-23、图3-24）；过渡区导联图形出现在右胸导联（V_1、

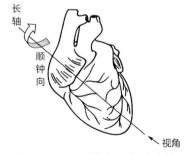

图3-23　心脏绕长轴顺钟向转位示意图

V_2），称逆钟向转位（图3-25）。临床上顺钟向转位相对常见，如肺心病患者，右心室增大，出现显著顺钟向转位时，$V_1 \sim V_6$导联均呈rS型。

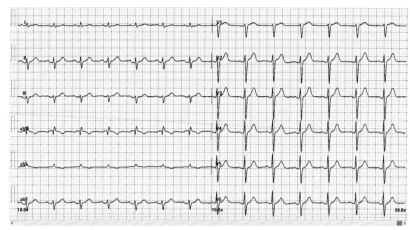

图3-24 顺钟向转位

图3-24中，$V_5 \sim V_6$导联R/S＜1，为顺钟向转位。

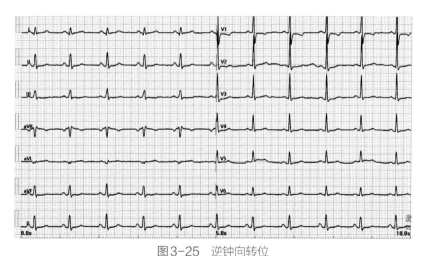

图3-25 逆钟向转位

图3-25中，$V_1 \sim V_3$导联R/S＞1，为逆钟向转位。

第四章

正常心电图

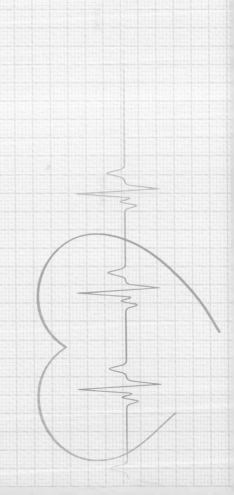

第一节　正常心电图常识

心脏在有机械的收缩、舒张活动前就有电的活动，用心电图机把这些电的活动记录下来便是心电图。

一、心电图的测量方法

心电图记录纸上有纵线、横线，横线代表时间，纵线代表电压。每个小格的边长为1mm，横向、纵向每5个小格组成一个大格，每个大格的边长为5mm。心电图机常用走纸速度是25mm/s。横向每小格为40ms（0.04s），每一大格为200ms（0.2s）。纵向10mm=1mV时，每一小格为0.1mV，每一大格为0.5mV。

心率的测量：心率是在安静状态下每分钟心跳的次数，正常为60～100次/分。通过心电图中R-R间距或P-P间距，可计算出心率。走纸速度为25mm/s时，心率的计算方法如下。

（一）规整心律时的心率计算方法

1. 心率的估算

$$心率 = \frac{60s}{R\text{-}R\,间距} = \frac{60s}{0.2s \times 大格数} = \frac{300}{大格数}$$

正常心率为60～100次/分，即3～5个大格。

2. 心率的精确计算

$$心率 = \frac{60s}{R\text{-}R\,间距} = \frac{60s}{0.04s \times 小格数} = \frac{1500}{小格数}$$

如图4-1，R-R间距为4个大格、20个小格，所以心率为75次/分。

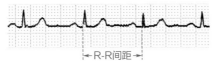

图4-1　心率的计算（一）

（二）不规整心律时的心率计算方法

"6秒法"：数出6s内QRS波的数量（起点不计算在内），乘以10，即可得出每分钟的心率。

如图4-2，6s中共有8个QRS波群，起始不计算入内，心率约为70次/分。

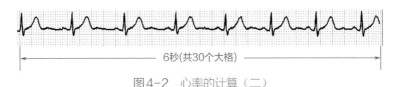

图4-2　心率的计算（二）

二、心电图各波、段、间期的命名

P波、Ta波、QRS波群、P-R间期、PR段、J点、ST段、T波、U波、Q-T间期，分别代表心电图波、段和间期。心电图各波依其发生先后次序为P波、QRS波群、T波和U波（图4-3）。

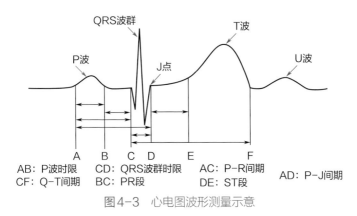

图4-3　心电图波形测量示意

三、心电图各波、段、间期的意义及特点

（一）P波

① P波代表左右心房除极过程中产生的电位变化。

② 正常人心脏激动起源于窦房结，称为窦性心律。窦性心律的特点是P波在Ⅱ导联直立，aVR导联倒置。这是因为窦房结位于右心房上部，整个心房的除极总方向是从右上指向左下，P电轴与Ⅱ导联方向大致相同，P向量投影于Ⅱ导联正侧、aVR导联负侧。

③ 振幅在肢体导联不超过0.25mV，胸导联不超过0.15mV。P波的时限不超过110ms，P波较小一般无重要的临床意义。

④ P波的前部代表右心房激动，中间部分代表左、右心房同时激动，后部代表左心房激动。PtfV$_1$值指的是V$_1$导联心房终末电压，V$_1$导联P波通常双向，负向部分代表左心房的终末电压。计算公式为PtfV$_1$ = 负性振幅（mm）×时间（s），PtfV$_1$是负值，正常PtfV$_1$的绝对值 < 0.03mms。比如PtfV$_1$ = −0.04mm·s为异常，称为PtfV$_1$负值增大。常见P波形态见图4-4。

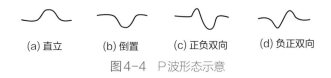

(a) 直立   (b) 倒置   (c) 正负双向   (d) 负正双向

图4-4　P波形态示意

（二）Ta波

心房除极后必定有复极，相应的复极波称为Ta波，紧随P波后出现，位于PR段或QRS波群之中，一般不易观察到。

（三）P-R间期

自P波开始至QRS波群开始的时间，代表心房开始除极至心室开始除极的时间。测量P-R间期应选择P波清晰的导联，以减

少误差。成人P-R间期的正常范围是120～200ms，小于120ms或大于200ms应视为不正常，P-R间期受年龄、心率、迷走神经张力的影响而发生变化。

（四）QRS波群

QRS波群代表左、右心室和室间隔除极产生的电位变化。

1. QRS波群的命名

第一个向下的波称Q波，第一个向上的波称R波，R波后向下的波称S波。S波之后向上的波称R′波，之后向下的波称S′波。如果只有一个向下的波称QS波，只有一个向上的波称R波。Q波宽度不超过40ms，深度不超过0.15mV，用q命名；如既宽且深则命名Q波。R波/S波高度超过0.5mV，称之为R/S波，如小于0.5mV，则称为r/s波。QRS波群的命名见图4-5。

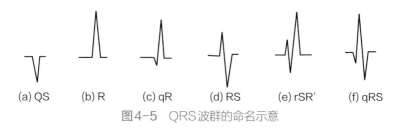

(a) QS　　(b) R　　(c) qR　　(d) RS　　(e) rSR′　　(f) qRS

图4-5　QRS波群的命名示意

2. QRS的时限

正常范围60～100ms，凡明确超过100ms时应详加描述。

（1）Q波　正常Q波深度（振幅）<同导联R波的1/4，宽度（时限）不超过40ms，Ⅲ导联和aVR导联除外，aVR导联常呈Qr型或QS型，有时无心肌梗死病史患者的心电图，Ⅲ导联Q波也可达40ms。如下壁导联（Ⅱ、Ⅲ、aVF）见异常Q波，嘱患者深吸气可消失，为心脏位置影响所致。正常V₁、V₂导联不应有q波，但可呈无错折的QS型。

（2）形态与电压　①肢体导联QRS波群不能太高也不能太低，肢体导联QRS波群每个导联振幅高度不低于0.5mV，否则称为肢体导联QRS波群低电压。aVL导联不超过1.2mV，aVF导联不超过2.0mV，aVR导联不超过0.5mV。②正常人胸导联R波逐渐升高，S波逐渐变浅。V_1导联R/S不超过1，V_5导联R/S不低于1。V_1导联的R波<1.0mV，V_5、V_6导联R波振幅<2.5mV，$R_{V_1}+S_{V_5}$<1.2mV，$R_{V_5}+S_{V_1}$<4.0mV（女性3.5mV）。见表4-1。

表4-1　正常QRS波特点汇总

名称	时限/ms	电压/mV	形态
QRS	60～100	各肢体导联QRS电压绝对值>0.5	电轴-30°～+90°
Q	<40	<同导联$\dfrac{R}{4}$	V_1、V_2导联不应出现q波，但可以呈无错折的QS型
R、S		aVR<0.5　aVL<1.2 aVF<2.0　V_1<1.0 $R_{V_1}+S_{V_5}$<1.2 V_5、V_6<2.5 $R_{V_5}+S_{V_1}$<4.0（女性3.5）	aVR导联R/Q<1，主波向下 胸导联R波逐渐升高，S波逐渐变浅 V_1导联R/S<1，主波向下 V_5导联R/S>1，主波向上

（五）J波

QRS波终点与ST段起点的结合点称为J点。一般J点位于基线上，J点可随ST段发生上下移位，心室早复极可见明显J波，出现明显J波时心律失常发生率高。

（六）ST段

①ST段指自QRS终末至T波开始之间的一段时间，代表心室复极早期。

②ST测量应自J点后40ms开始。

③ 正常ST段在等电位线上或上下稍有偏移，形态为上斜型，$V_1 \sim V_3$导联抬高一般不超过0.3mV，其他导联抬高不超过0.1mV；下移不超过0.05mV。ST段改变的参考点，通常以TP段为基准线，心率快时，如TP段不明显，则以PR段作为基准线（图4-6）。

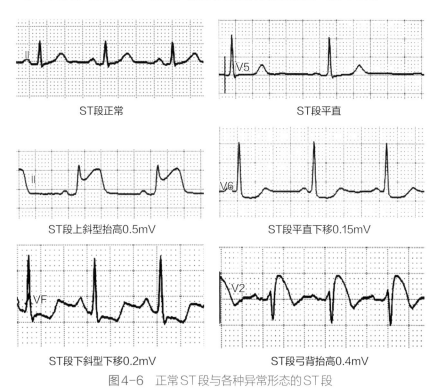

ST段正常　　　　　　　　　　　ST段平直

ST段上斜型抬高0.5mV　　　　　　ST段平直下移0.15mV

ST段下斜型下移0.2mV　　　　　　ST段弓背抬高0.4mV

图4-6　正常ST段与各种异常形态的ST段

（七）T波

T波代表心室复极波，位于ST段之后、U波之前。

（1）形态　正常T波两支不对称，上升支斜率较小，下降支斜率较大。

（2）方向　T波方向应与QRS主波方向一致。

（3）振幅　T波高度（振幅）不应小于同导联R波的1/10

（图4-7）。

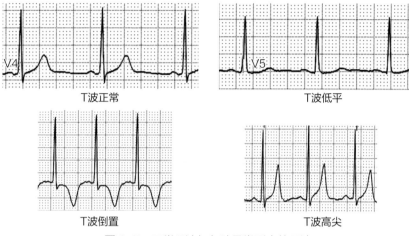

图4-7　正常T波与各种异常形态的T波

（八）Q-T间期

自QRS波开始至T波终了的时间，它是指心室除极和复极过程所需的时间。测量Q-T间期应选择T波较大且终末部清楚的导联，一般在V_2、V_3导联测定。Q-T间期与年龄、性别、心率有关，正常人心率加快则Q-T间期缩短，反之则延长。Q-Tc间期是按心率校正的Q-T间期，现代自动分析心电图机自动测算Q-Tc值，其正常值范围一般为340～450ms。公式（R-R间期以秒为单位计算）：

$$Q\text{-}Tc = \frac{Q\text{-}T间期}{\sqrt{R\text{-}R间期}}$$

（九）U波

T波后有一微小的波称为U波，正常U波与T波方向一致，小于同导联T波的$^1\!/_2$和（或）≤0.25mV。若T波低平，U波增高，且U ＞ T，考虑有低钾血症。若出现U波倒置，说明可能有冠状动脉供血不足。

（十）P-J间期

P波起点到QRS终末（J点）的距离。对鉴别间歇性预激综合征与舒张晚期室性早搏有诊断价值。

第二节　正常心电图识图要点与技巧

一、心电图各波段的主要正常值

汇总见表4-2。

表4-2　心电图各波段的主要正常值

P 波	II 导联直立，aVR 导联倒置。高度：肢导联 < 0.25mV，胸导联 < 0.15mV。宽度 < 110ms
P-R 间期	120 ～ 200ms
QRS 波群	宽度：60 ～ 100ms，肢体导联 QRS 振幅相加 > 0.5mV，V_5、V_6 导联 R 波 < 2.5mV
ST 段	上斜型，下移 < 0.05mV，抬高 < 0.1mV（V_1、V_2 < 0.3mV）
T 波	T 波不应低于同导联 R 波的 1/10，方向与主波方向一致
Q-Tc 间期	340 ～ 450ms
U 波	U 波较小不容易见，除 aVR 导联外，其他导联直立

二、常见的心电学相关名词及特点

列举见表4-3。

表4-3　心电学相关名词及特点

窦性心律	II 导联 P 波直立，aVR 导联倒置
窦性心动过缓	心率小于 60 次 / 分
窦性心动过速	心率大于 100 次 / 分
窦性心律不齐	同一导联中 R-R 间距相差 120ms 以上

肢体导联 QRS 低电压	肢体导联中每个导联的 R+S 的绝对值均小于 0.5mV
左心室高电压	V_5 或 V_6 导联 R ≥ 2.5mV、$R_{V_5}+S_{V_1}$ ≥ 4.0mV（女性 3.5mV）
T 波低平	以 R 波为主的导联，T 波 < 同导联 R 波的 1/10
短 P-R 间期	P-R 间期 < 120ms

三、正常心电图的识图要点与技巧

1. 判断基本节律正常

① 看 P 波确定窦性心律，P 波在 Ⅱ 导联直立，aVR 导联倒置。

② 确定 P 波与 QRS 波的相关性，每个 P 波后面必须有 QRS，而且 P-R 间期固定。

③ R-R 间期基本规整，相差不超过 120ms，心率范围是 60 ～ 120 次 / 分。

2. 关注各波数值

① 继续看 Ⅱ 导联，P 波宽度、高度，P-R 间期、QRS 宽度在这个导联看，因为看的导联少，因此不容易漏诊。

② 全面观察 QRS 波，肢体导联看"低不低"，胸导联看"高不高"，即有无肢体导联低电压和左心室面高电压。

③ 定壁导联无异常 Q 波，如 V_1 ～ V_3，Ⅱ、Ⅲ、aVF，Ⅰ、aVL 等。

3. 测量 QRS 电轴与 Q-Tc 间期等

QRS 电轴正常，无明显钟向转位，Q-Tc 间期正常。

4. 观察 ST-T

关注以 R 波为主的导联，即 V_4 ～ V_6，Ⅱ、Ⅲ、aVF，Ⅰ、aVL 无 ST 偏移及 T 波异常。

四、读图实践

本部分读图实践主要学习判断心电图是否正常。见图4-8、图4-9。

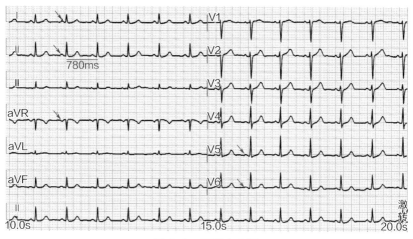

图4-8 正常心电图

正常心电图图4-8判断步骤如下。

（1）基本节律正常 P波在Ⅱ导联直立，在aVR导联倒置，为窦性心律；且每个P波后面跟随QRS波，P-R间期固定；R-R间期规整，估算心率75～100次/分。

（2）Ⅱ导联P波宽度100ms，P-R间期160ms，QRS波宽度80ms；肢体导联电压不低于0.5mV，V_5导联电压不高于2.5mV；除aVR导联外无异常Q波。

（3）Ⅰ、aVF导联主波向上，QRS波电轴正常。V_1、V_2导联呈rS型，V_5、V_6导联呈Rs型，无明显转位。Q-T间期350ms，根据公式计算Q-Tc间期 $= \dfrac{350}{\sqrt{0.78}} = 396$ms。

（4）ST-T未见明显异常。

结论：正常心电图。

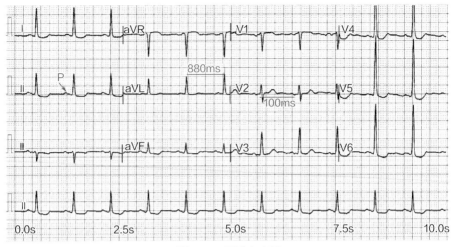

图4-9　异常心电图

异常心电图图4-9判断步骤如下。

（1）基本节律正常　P波在Ⅱ导联直立，在aVR导联倒置，为窦性心律；且每个P波后面跟随QRS波，P-R间期固定；R-R间期规整，估算心率60～75次/分。

（2）Ⅱ导联P波宽度140ms，P-R间期180ms，QRS波宽度100ms；肢体导联电压不低于0.5mV，V_5导联电压3.3mV；除aVR导联外无异常Q波。

（3）Ⅰ、aVF导联主波向上，电轴不偏。V_1导联呈rS型，V_5、V_6导联呈Rs型，无明显转位。Q-T间期400ms，根据公式计算Q-Tc间期 $= \dfrac{400}{\sqrt{0.88}} = 426ms$。

（4）Ⅰ、Ⅱ、aVF、$V_4 \sim V_6$导联的ST段平直或下斜型下移0.10～0.15mV，伴有T波低平。

结论：异常心电图（P波增宽、左心室高电压、ST-T异常）。

第三节　标准心电图作图方法与操作注意事项

一、环境要求

为了获得质量合格的心电图，要求环境符合条件、受检者配合和操作方法正确。

① 室内要求保持温暖（不低于18℃），以避免因寒冷而引起的肌电干扰。

② 使用交流电源的心电图机必须接可靠的专用地线。

二、操作注意

① 核对姓名、性别、年龄。

② 嘱受检者休息片刻，取平卧位，四肢平放于床面，暴露四肢和胸膛。

③ 选择走纸速度25mm/s、定准电压1mV。

④ 在受检者两手腕关节内侧上方约3cm处，及两内踝上部约7cm处，涂抹导电胶，心前区导联$V_1 \sim V_6$相应部位涂抹导电胶。若放置电极部位的皮肤污垢或毛发过多，需预先清洁皮肤或剃毛。

⑤ 如果发现Ⅲ和（或）aVF导联的Q波较深，则应在深吸气后屏住气时再记录心电图，若屏气后Q波明显变浅或消失，则可考虑横膈抬高所致，反之若Q波仍较深而宽，则不能除外下壁心肌梗死。

三、电极安置

1. 标准12导联

（1）安置肢体导联　红色电极接右上肢，黄色电极接左上肢，绿色电极接左下肢，黑色电极接右下肢（导联线上有相应的RA、LA、LL、RL标记）。

（2）安置心前区导联　将红、黄、绿、褐、黑、紫电极分别安置于$V_1 \sim V_6$导联的相应部位（导联线上有相应的C1 ～ C6标记）。

疑有右位心者，除描记常规十二导联心电图以外，还应加做上肢反接后的肢体导联和部位是V_2、V_1、V_{3R}、V_{4R}、V_{5R}、V_{6R}导联的心电图。

2. 18导联心电图

怀疑或确定下壁、后壁急性心肌梗死患者常需要加做18导联心电图。检查时必须加做V_{3R}、V_{4R}、V_{5R}、V_7、V_8、V_9导联，并在胸壁各导联部位用色笔标记电极定位，以便以后动态比较。

（1）后壁导联　描记V_7、V_8、V_9导联心电图时，应仰卧位，不建议侧卧位描记，背部的电极最好用扁的吸杯电极，或一次性心电监护电极并接上连接导线代替。

（2）右胸导联　怀疑急性右心室心肌梗死的需加做右心室导联。方法是：肢体导联顺序正常，胸导联顺序是V_{3R}、V_{4R}、V_{5R}的心电图。

第五章

心律失常概论

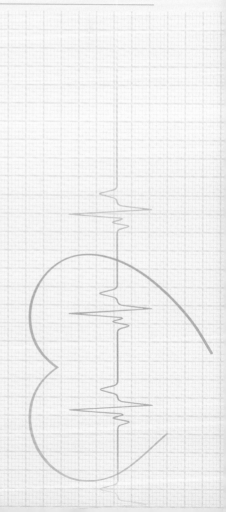

心律失常是心脏活动的起源和（或）传导障碍导致心脏搏动的频率和（或）节律异常。心律失常是心血管疾病中重要的一组疾病，它可单独发病，亦可与其他心血管病伴发。其预后与心律失常的病因、是否导致严重血流动力学障碍有关，严重者可突然发作而致猝死。

第一节　心律失常的分类

一、按病理生理分类

（一）冲动发生异常

1. 窦性冲动起源障碍

①窦性心动过速。②窦性心动过缓。③窦性心律不齐。④窦房结内游走心律。⑤窦性停搏。⑥窦性早搏。

2. 异位冲动的形成

（1）主动性异位冲动的形成　窦房结以外的异位起搏点的自律性增高，高于窦房结的频率时，将抑制窦房结激动并成为主导节律，可形成异位性心动过速。包括以下三种。①房性：房性早搏、房性心动过速、心房扑动、心房颤动。②交界性：交界性早搏、交界性心动过速。③室性：室性早搏、室性心动过速、心室扑动、心室颤动。

（2）被动性异位冲动的形成　心脏窦房结频率最高，称窦性心律，为主导节律点。正常情况下低位起搏点的自律细胞被窦房结发出的冲动抑制而不显现，称为潜在起搏点。当窦房结频率降低或发生传导阻滞时，下级起搏点可发出激动，成为主导节律，这个节律称逸搏或逸搏心律。包括：①房性逸搏、房性逸搏心律。②交界性逸搏、交界性逸搏心律。③室性逸搏、室性逸搏心律。

（二）冲动传导异常

1. 生理性传导异常

干扰及干扰性房室脱节。

2. 病理性传导阻滞

（1）窦房传导阻滞　①一度窦房传导阻滞。②二度窦房传导阻滞（Ⅰ型、Ⅱ型）。③三度窦房传导阻滞。

（2）心房内传导阻滞。

（3）房室传导阻滞　①一度房室传导阻滞。②二度房室传导阻滞（Ⅰ型、Ⅱ型）。③三度（完全性）房室传导阻滞。

（4）心室内传导阻滞　①右束支传导阻滞。②左束支传导阻滞。③左束支分支传导阻滞。④不典型心室内传导阻滞。

3. 房室间传导途径异常——心室预激、预激综合征

心室预激、预激综合征分类：①肯特束型。②詹姆斯束型。③马海姆纤维型。

（三）冲动起源异常合并传导障碍

（1）并行心律　①房性。②房室交接处性。③室性。

（2）反复搏动　反复心律和反复心律性心动过速。

（四）人工起搏器引起的心律失常

二、按临床心率变化分类

临床上心律失常可按其发作时心率的快慢分为快速性和缓慢性两大类，此种分类方法较为简便、实用，临床常用。

1. 快速性心律失常

① 过早搏动：房性、交界性、室性。

② 心动过速：窦性心动过速、室上性心动过速、室性心动过速。

③ 颤动和扑动：心房颤动、心房扑动、心室颤动、心室扑动。

④ 可引起快速性心律失常的预激综合征。

2. 缓慢性心律失常

① 窦性：窦性心动过缓、窦性停搏、病态窦房结综合征。

② 引起缓慢性心律失常的异位搏动：房性逸搏心律、交界性逸搏心律、室性逸搏心律。

③ 引起缓慢性心律失常的传导阻滞：窦房传导阻滞、房室传导阻滞、心室内传导阻滞等。

第二节　心律失常的发生机制

一、冲动传导异常

常见的有传导障碍和折返激动。

1. 传导障碍

① 冲动传导的过程中恰逢生理性不应期，可形成生理性阻滞或干扰现象。

② 非生理性不应期所致的传导障碍称为病理性阻滞。各种病理因素会导致心肌组织的相对不应期和（或）有效不应期延长，使传导减慢或中断，形成缓慢性心律失常。

2. 折返激动

冲动在传导的过程中沿解剖或功能性的两条通路，在一定条件下往返激动，是快速性心律失常发生的重要机制。

二、自律性异常

在生理、病理因素的影响下，各部位心肌细胞发放冲动的频率和（或）节律发生改变，可以产生快速性或缓慢性心律失常。

三、触发活动

部分心肌组织在动作电位后产生除极，称为后除极，后除极的振幅达到阈电位可引起反复激动，可导致快速性心律失常。

第六章

快速性心律失常

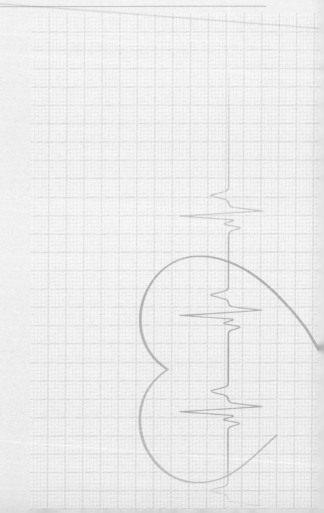

第一节 早搏

一、早搏概述

起源于心脏窦房结或异位起搏点的搏动，比正常窦性激动提前发生，引起的心脏搏动称为过早搏动，简称早搏，又称期前收缩。

1. 早搏的分类和分型

一般分三种情况。

（1）根据异位起搏点的位置不同分为窦性早搏、房性早搏、交界性早搏、室性早搏。房性早搏、室性早搏最常见。

（2）根据早搏次数的多少分为偶发早搏、频发早搏。

（3）根据形态和联律间期分为单形早搏、多形早搏、多源早搏。

2. 早搏的产生机制

早搏的产生机制尚未完全阐明。根据现代电生理概念，可将早搏的产生机制大致分为异位节律点自律性增高、激动折返和并行心律三种。

（1）异位节律点自律性增高　可以在窦房结未发出激动或未到达之时抢先激动，使心脏除极。

（2）激动折返　激动在折返环内朝着一个特定的方向传导，循环往复，如在心室以相同的速度和时间折返，产生联律间期相同、波形一致的单源室早。

（3）并行心律　心肌中有一个经常活动的异位节律点，与主节律点同时存在，不受窦房结的控制。

3. 早搏的相关名词及其特点

见表6-1、图6-1。

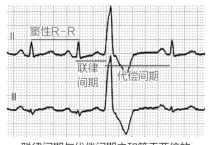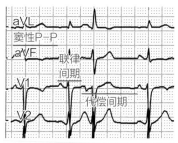

联律间期与代偿间期之和等于两倍的　联律间期与代偿间期之和小于两倍的
窦性R-R间期，代偿完全　　　　　　窦性P-P/R-R间期，为不完全代偿

图6-1　早搏相关名词图解

表6-1　早搏相关名词

联律间期	早搏与其前面的窦性 P 波或 QRS 波群之间的距离
代偿间期	早搏与其后面的窦性 P 波或 QRS 波群之间的距离
不完全代偿	联律间期与代偿间期两者之和小于两倍的窦性 R-R 间距
完全代偿	联律间期与代偿间期两者之和等于两倍的窦性 R-R 间距
二联律	一个窦性节律后面跟一个早搏，连续出现 3 次或 3 次以上
三联律	两个窦性节律后面跟一个早搏，连续出现 3 次或 3 次以上

二、房性早搏

（一）定义

起源于心房的早搏称为房性早搏。房性早搏常见。

（二）心电图诊断要点

① 提前出现的房性异位P′波，P′波的形态与窦性P波不同。

② P′-R 间期≥120ms，QRS波群一般呈正常形态。

③ 代偿间期一般不完全。

（三）相关名词及特点

见表6-2。

表6-2　房性早搏相关名词及特点

房性早搏伴心室内差异性传导	P′波之后有QRS波群，但QRS波群稍宽大畸形
房性早搏未下传	P′波之后无QRS波群
成对房性早搏	连续2个房性早搏
短阵性房性心动过速	连续3个或3个以上的房性早搏

（四）识图要点与技巧

① P′波后可不跟随QRS波，称为房性早搏未下传，这是因为P′波来得较早，落入房室交界区的有效不应期（图6-2）。房性早搏未下传时需仔细观察长R-R间期中是否有P′波，与窦性停搏等鉴别。

② P′波后的QRS波宽大畸形，称房性早搏伴心室内差异性传导（简称差传），是因为P′波下传心室时，室内传导系统还处在不应期中，一般呈右束支传导阻滞图形，这是因为在心室传导系统中，左、右束支的传导并不是完全同步的，右束支比左束支传导略慢（图6-2）。房性早搏伴心室内差异性传导时需仔细观察宽大畸形的QRS波前有无P′波，与室性早搏鉴别。

③ 房性早搏的代偿间歇：窦房结位于右心房内，房性早搏除极心房时常同时除极窦房结，可引起窦房结节律重整，造成代偿间歇不完全，这种情况比较多见。如窦房结功能异常，房性早搏后窦房结恢复时间会比较长，可呈超代偿。如房性早搏发生较晚，窦房结已发出冲动处于不应期，房性早搏无法打乱

窦房结频率，窦房结仍按原有频率发放冲动，可呈完全代偿（图6-5）。

④ 在规整的心律中突然出现提前的激动，这时注意提前的P′波与窦性P波不同。有时P′波可重叠于T波之上，造成T波的变形，应仔细鉴别。

总之，在房性早搏的诊断中，寻找异位P′波很重要，也要注意代偿间期的规律。

（五）读图实践

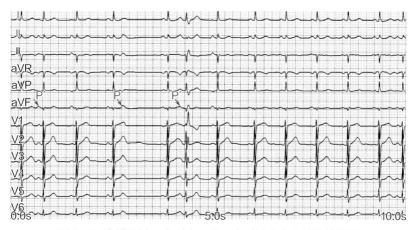

图6-2　房性早搏，有时未下传，有时伴心室内差异性传导

图6-2中，P′波提前出现，联律间期不等，第2个激动为房性早搏，第5个激动P′波重叠于T波之上，可见T波变形，落入房室交界区有效不应期，未下传心室。第7个激动，下传心室时右束支未完全恢复不应期，伴心室内差异性传导。三种房性早搏代偿间期均不完全。

诊断：①窦性心律；②频发房性早搏，有时未下传，有时伴心室内差异性传导。

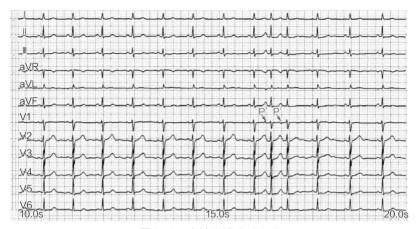

图6-3　房性早搏成对出现

图6-3中，P′波成对出现，其后跟随形态正常的QRS波群，P′-R间期 >120ms。

诊断：①窦性心律；②房性早搏成对出现。

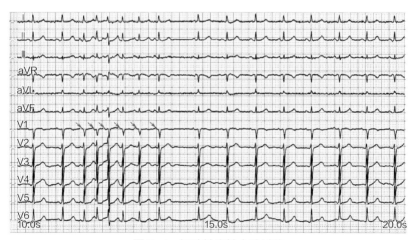

图6-4　短阵性房性心动过速

图6-4中，P′波（箭头所示）连续出现，其后跟随QRS波，呈正常形态，P′-R间期 > 120ms。

诊断：①窦性心律；②短阵性房性心动过速。

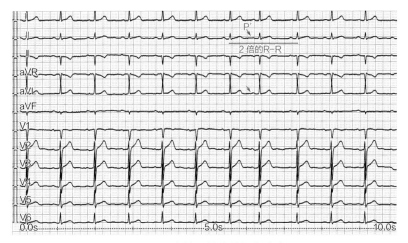

图6-5　房性早搏代偿间期完全

图6-5中，P′波（箭头所示）提前出现，形态与窦性P波不同，联律间期与窦性P-P间期相比差别较小。P′-R间期＞120ms，代偿间期完全。

诊断：①窦性心律；②房性早搏。

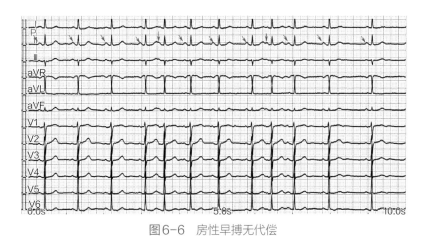

图6-6　房性早搏无代偿

图6-6中，窦性P波形态一致（斜箭头所示）。P′波（直箭头所示）提前出现，形态与窦性P波不同。房性早搏后无代偿间

期，表明房性早搏未干扰窦房结，较少见，为间位性房性早搏。

诊断：①窦性心律；②间位性房性早搏。

（六）鉴别诊断

1. 房性早搏伴心室内差异性传导与室性早搏的鉴别

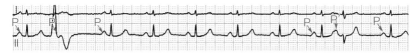

图6-7　房性早搏伴差传与室性早搏

图6-7中，窦性P波（斜箭头所示）规律出现。R2与R9形态异于正常。其中R2前无相关性P波，其后有窦性P波，为室性早搏。R9其前有异位P′波（直箭头所示），为房性早搏伴心室内差异性传导。

2. 房性早搏与窦性心律不齐的鉴别

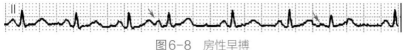

图6-8　房性早搏

图6-8中，P′波（箭头所示）提前出现，形态与窦性明显不同。诊断：房性早搏。

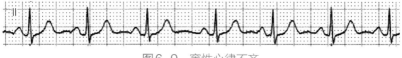

图6-9　窦性心律不齐

图6-9中，P-P间期有差异，但P波形态一致，无明显差异。诊断：窦性心律不齐。

3. 房性早搏未下传与窦性停搏/窦房传导阻滞的鉴别

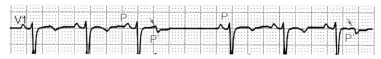

图6-10　房性早搏未下传

图6-10中，窦性长P-P间期内，ST-T中可找到P′波。诊断：房性早搏未下传。

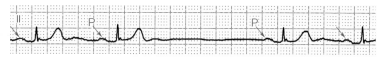

图6-11　二度Ⅱ型窦房传导阻滞

图6-11中，窦性长P-P间期内，ST-T中无P′波。诊断：二度Ⅱ型窦房传导阻滞。

4. 未下传的房性早搏二联律与窦性心动过缓的鉴别

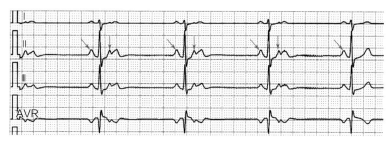

图6-12　未下传的房性早搏二联律

图6-12中，P′波（直箭头所示）重叠于ST-T。诊断：未下传的房性早搏二联律。

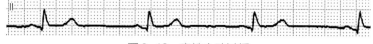

图6-13　窦性心动过缓

图6-13中，窦性P-P间期内无异位P′。心率44次/分。诊断：窦性心动过缓。

（七）临床意义

① 偶发房性早搏一般不需治疗，多源多发房性早搏一般由冠心病、心肌炎、电解质失衡等引起，应针对病因治疗。

② 房性早搏伴心室内差异性传导，虽然早搏QRS波宽大畸形，但本质上是房性早搏，房性早搏减少或消失，自然就没有了心室内差异性传导。

③ 房性早搏未下传虽然产生了长R-R间期，但本质上是由于房性早搏引起的，应抑制心肌兴奋，不能因为长R-R间期应用兴奋心肌的药物。

三、室性早搏

（一）定义

激动起源于心室的早搏称为室性早搏，室性早搏常见。

（二）心电图诊断要点

① 提前出现的宽大畸形的QRS波群，其前无与之相关的P波。

② 代偿间歇一般完全。

（三）相关名词及特点

见表6-3。

表6-3　室性早搏的相关名词及特点

间位性室早	宽大的QRS波群插在两个窦性QRS波群中间，没有代偿间期
单源性室早	同导联的QRS波形态相同
多形性室早	联律间期相同，同导联QRS波形态不同
多源性室早	联律间期不相同，同导联QRS波形态≥2种（不包含室性融合波）
成对室早	连续2个室性早搏

短阵室性心动过速	连续 3 个或 3 个以上的室性早搏
室性融合波	室性早搏与窦性激动共同控制心室，波形介于窦性与室性之间
R-on-T 现象	宽大畸形的 QRS 波群落到前一个心动周期的 T 波上，易诱发室速

（四）识图要点与技巧

（1）室性融合波　部分室性早搏发生较晚，出现在窦性 P 波之后，P-R 间期较正常缩短，窦性 P 波可下传与室性早搏同时激动心室，QRS 形态介于室性早搏与正常之间，形成室性融合波（图 6-20）。

（2）R-on-T 现象　早搏的 R 波落在前一个心动周期的 T 波上（图 6-19）。

（3）室性早搏的代偿间歇　室性早搏距离窦房结较远，一般不会干扰窦房结频率，这时心房由窦房结控制，心室由早搏激动，窦房结的频率没有改变，呈完全代偿（图 6-14）。有时窦性心律较慢且早搏来源于舒张早期，早搏后的窦性激动会脱离有效不应期下传心室，此时无代偿，呈间位性室性早搏（图 6-18、图 6-20）。少数情况下室性早搏可逆行心房传导，影响窦房结频率，使窦房结节律重整，此时代偿不完全。

（4）室性并行心律（详见知识拓展 P71）。

总之，室性早搏宽大畸形的 QRS 波提前出现，也要关注代偿间歇的变化规律，室性早搏一般代偿完全，逆行心房传导造成代偿间歇不完全的情况比较少见。

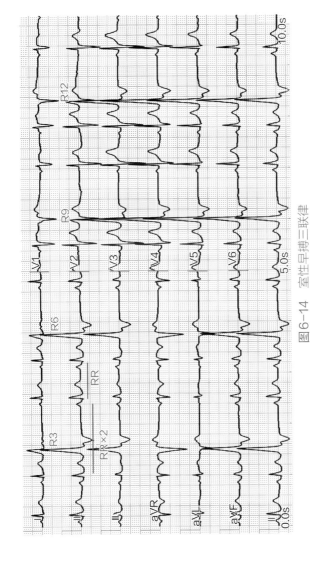

图6-14 室性早搏三联律

图6-14中，各导联可见提前出现的宽大畸形的QRS波群（R3、R6、R9、R12），在同导联上形态一致，为单源性室性早搏。联律间期相等，代偿间期完全。两个正常心搏跟随一个早搏，符合三联律表现。

诊断：①窦性心律；②频发室性早搏呈三联律。

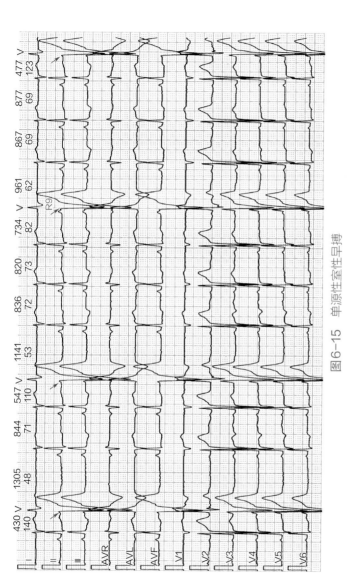

图6-15 单源性室性早搏

图6-15中，窦性P波规律出现。R2、R5、R9、R13（箭头所示）提前出现，宽大畸形，形态一致，为单源性室早，其前无相关性P波。早搏未打乱窦房结节律，代偿完全。其中R9前可见窦性P波，两者无相关性，P-R间期缩短，R9形态与其余室性早搏形态一致，未形成室性融合波。

诊断：①窦性心律；②频发室性早搏；③ST-T改变。

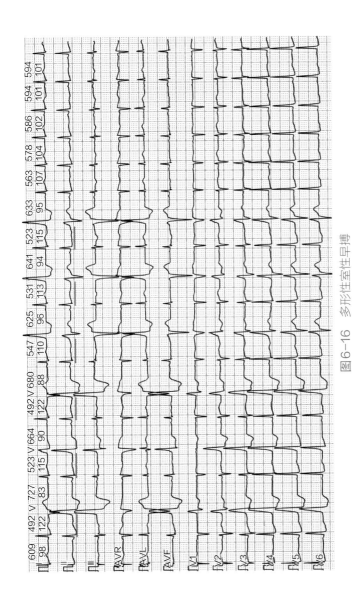

图6-16 多形性室性早搏

图6-16中，图中R2、R4、R6、R8、R10、R12提前出现，宽大畸形，其前无相关性P波，为室性早搏。联律间期一致，形态不同，为多形性室早。室性早搏代偿间期完全。

诊断：①窦性心动过速；②多形性室性早搏呈二联律；③ST-T改变。

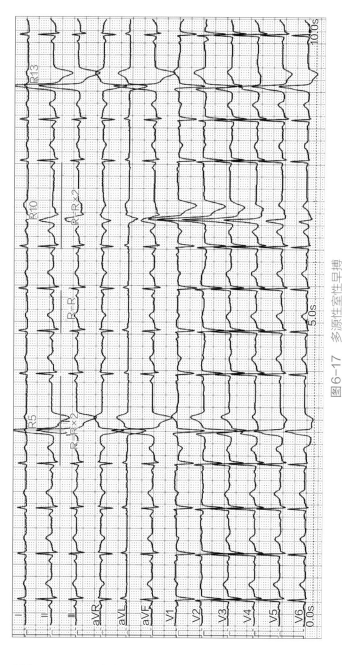

图6-17 多源性室性早搏

图6-17中，R5、R10、R13提前出现且宽大畸形，代偿完全，为室性早搏。R5、R13形态相同，联律间期相等。R10联律间期，形态与R5不一致，说明在心室内起源点不同。

诊断：①窦性心律；②多源性室性早搏。

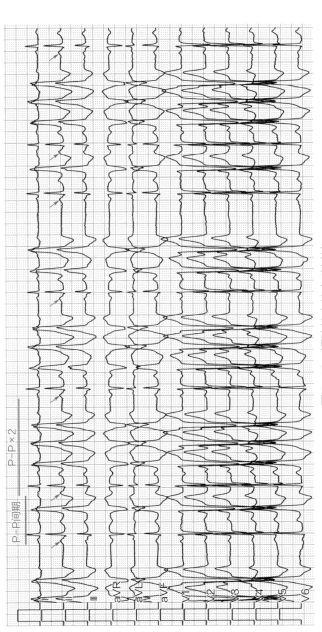

图6-18 短阵性室性心动过速

图6-18中，窦性P波规律出现（箭头所示），部分P波落入室性早搏的QRS波之中。箭头所示以外的QRS波宽大畸形，其前无相关性P波，未打乱窦房结节律，为室性早搏。R4、R17位于两个窦性搏动之间，无代偿间期，呈室间位性。可见三个室性早搏连续出现。诊断：①窦性心律；②频发室性早搏，有时呈室间位性，有时成对出现；③短阵性室性心动过速。

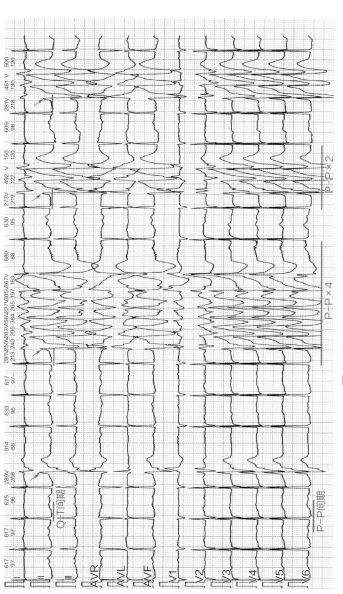

图6-19 R-on-T型室性早搏

图6-19中，窦性P波规律出现，箭头所示室性早搏的联律间期<Q-T间期（横线所示），室性早搏QRS波落入其前的T波内，为R-on-T型室性早搏，并引起短阵性室性心动过速，室性早搏与室性心动过速未打乱窦房结节律。

诊断：①窦性心律；②R-on-T型室性早搏引起短阵性室性心动过速。

（六）鉴别诊断

（1）室性早搏与房性早搏伴室内差异性传导相鉴别　见图6-7。

（2）室性早搏与间歇性心室预激、间歇性束支传导阻滞相鉴别　详见第七章第六节心室内传导阻滞中的鉴别诊断。

（3）多源性室早与多形性室早相鉴别　多源性室性早搏的联律间期不同，且QRS波形态不同；多形性室性早搏QRS波形态不同，但联律间期相同（图6-16、图6-17）。

（七）临床意义

① 正常人可出现偶发室性早搏，多由于劳累、激动、饮酒情绪激动等引起，一般去除诱因后经休息可好转。

② 多源多发室性早搏、并行心律性室性早搏一般由器质性疾病如心肌梗死、心肌病、冠心病、心肌炎等引起，应针对基础病因和早搏治疗。

③ 近年来射频消融治疗早搏疗效确切，越来越受到关注。

（八）知识拓展——室性并行心律

1. 定义

室性并行心律是一种特殊的异位节律，心脏内存在两个独立发放冲动的起搏点，其中一个被传入阻滞所保护，称为被保护的起搏点，通常是异位起搏点，另一个未被保护，称无保护起搏点，通常是窦性心律，两者竞争控制心房和心室，形成双重心律，称为并行心律。并行心律可分为窦性、房性、交界性、室性四种，最常见的是室性并行心律。

2. 发生机制

由于被保护的起搏点的自律性增高，于舒张期（4相）自动发生除极化，达到阈电位，并有节律地发放激动，形成并行心律。并行心律的起搏点具有保护性传入阻滞和传出阻滞。间歇性的传出阻滞可使并行心律的频率成倍数减慢，持续性的传出阻滞可使并行心律消失。

3. 心电图特点

① 联律间期不固定，同一导联早搏的联律间期互差大于80ms。

② 长的两个异位搏动的间距是最短的两个异位搏动间距的整倍数，或所有的异位搏动间期有一个最大公约数，其中最短的异位搏动间期或最大公约数即为并行心律的异位周期。

③ 心脏的两个起搏点在某个时刻会同时激动心室，形成室性融合波。

心电图出现多发室性早搏，联律间期不固定，应想到并行心律的可能，应建议做动态心电图检查，近年来由于散点图技术的应用，大大提高了并行心律的诊断率。并行心律多发生于器质性心脏病患者，如高血压、冠心病、心力衰竭、心肌病等。

4. 读图实践

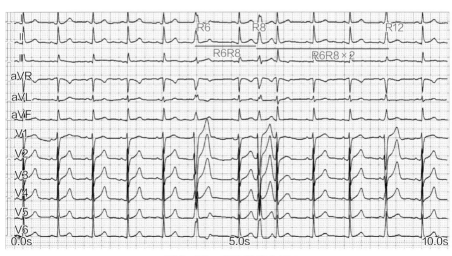

图6-20 室性并行心律

图6-20中，R6、R8、R12提前出现且宽大畸形，R6、R8形态相同。R12前有窦性P波，其P-R间期较正常下传的P-R间期缩短约60ms，形态介于正常与室性早搏之间，为室性融合波。R8-R12间期为R6-R8间期的2倍，室性搏动周期1460ms（R6-R8间期），约41次/分。

诊断：①窦性心律；②室性并行心律。

四、交界性早搏

（一）定义

激动起源于房室交界区的早搏称为交界性早搏，也称结性早搏。

（二）心电图特点

① 提前出现的QRS波群，形态多为室上性。

② QRS波前后可有逆行P′波。如在QRS波前，P′-R间期<120ms；如在QRS波后，R-P′间期<200ms。QRS波前后也可无逆行P′波，而有窦性P波。有时无法找到窦性P波和逆行P′波，因其位于QRS之中，难以发现（表6-4）。

③ 代偿间期一般完全。

表6-4 交界性早搏P波与QRS波的关系

QRS波前后无P′波及窦性P波	常见
QRS波前有P′波	P′-R间期<120ms
QRS波后有P′波	R-P′间期<200ms
QRS波前后有窦性P波	可有窦性P波，与QRS波无相关性，常呈现房室干扰

（三）相关名词及特点

见表6-5。

表6-5　交界性早搏相关名词及特点

交界性早搏伴差传	具备交界性早搏的特点，QRS 波宽大畸形，与室性早搏鉴别困难
交界性早搏未下传	可见提前出现逆行 P′ 波，无 QRS 波，与房早未下传鉴别困难
交界性早搏未逆传和下传	可见长 R-R 间期，与二度窦房传导阻滞鉴别困难
交界性心动过速	连续 3 个或 3 个以上的交界性早搏
交界性早搏伴房室干扰	QRS 波前或后有窦性 P 波，窦性 P 波在 QRS 波前则 P-R 间期明显缩短

（四）识图要点与技巧

① 交界性早搏伴有心室内差异性传导时，QRS 波可宽大畸形。

② 交界区位置在心房和心室的中间。交界区发出的冲动可上传心房形成逆行 P′ 波，下传心室形成 QRS 波。交界性早搏的 P′-R 间期和 R-P′ 间期代表上传心房、下传心室的时间差。逆行 P′ 波在 QRS 波前，P′-R 间期 < 120ms，说明上传心房快于下传心室（图6-21）；逆行 P′ 波在 QRS 波后 R-P′ 间期 < 200ms，表示下传心室快于逆传心房（图6-22）。如果下传心室中断，无 QRS 波，仅有上传心房形成的逆行 P′ 波。极少数情况上传、下传同时中断，则无 P′ 波和 QRS 波，导致长 R-R 间期。注意不论交界性早搏还是交界性逸搏，都容易与窦性激动产生干扰（图6-24），要具体图形具体分析。

③ 代偿间期也可不完全，如交界性早搏逆行心房传导，有

时在除极心房的同时除极窦房结，导致窦房结节律重整，表现代偿间期不完全。

④ 交界性早搏少见，但图形多变，诊断较复杂。动态心电图记录非常必要，可对比寻找交界性早搏的规律。实际工作中，如早搏不符合房性早搏、室性早搏的特点，或变化较大难以解释，应想到交界性早搏的可能。

（五）读图实践

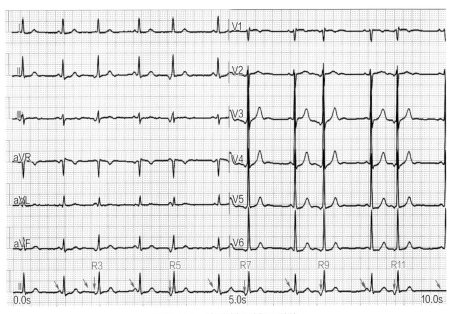

图6-21　交界性早搏二联律

图6-21中，R3、R5、R7、R9、R11提前出现，不宽大畸形，R5、R7、R9、R11前有逆行P′波，P′-R间期＜120ms。R3前P波形态介于逆行P′波与窦性P波之间，为房性融合波。

诊断：①窦性心律；②频发交界性早搏呈二联律；③房性融合波。

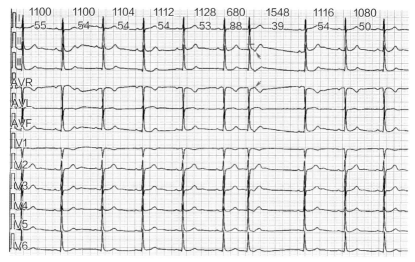

图6-22 交界性早搏（一）

　　图6-22中，窦性P波规律出现，频率55次/分。R7提前出现，不宽大畸形，其后可见P′波（箭头所示），方向与窦性P波相反，为逆行P′波，R-P′间期（横线所示）<200ms，代偿间期完全。

　　诊断：①窦性心动过缓；②交界性早搏。

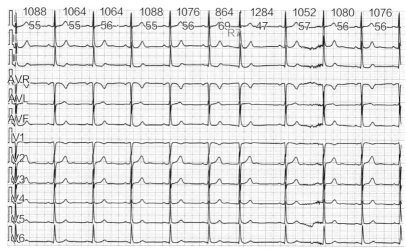

图6-23 交界性早搏（二）

图6-23中，R7提前出现，形态正常，其前后未发现窦性P波及逆行P′波。可能原因：①窦性P波位于QRS波之中，以窦性P-P间期测量，窦性P波位置刚好与QRS波重合。②逆行P′波位于QRS波之中，交界区发出的激动的上传速度与下传速度几乎相等时，逆行P′波落于QRS波之中，被掩盖。

诊断：①窦性心律；②交界性早搏。

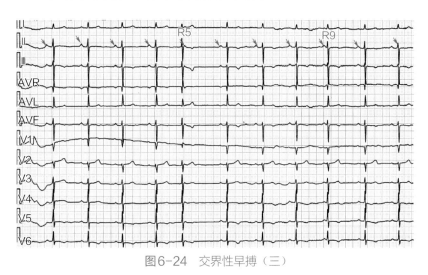
图6-24　交界性早搏（三）

图6-24中，窦性P波规律出现（箭头所示），其中R5、R9提前出现，形态正常，R5后可见窦性P波，R9前可见窦性P波。R5、R9来源于交界区，与窦性P波形成房室干扰。

诊断：①窦性心律；②交界性早搏。

五、窦性早搏

（一）定义

窦房结突然提前发出冲动而激动心房，此种情况称窦性早搏。窦性早搏比较少见。

（二）心电图特点

① 在窦性心律的基础上，提前出现P波，其形态、方向、电压和时间与同导联正常出现的窦性P波基本一致。

② 窦性早搏之后的代偿间歇等于一个基本窦性周期。

（三）读图实践

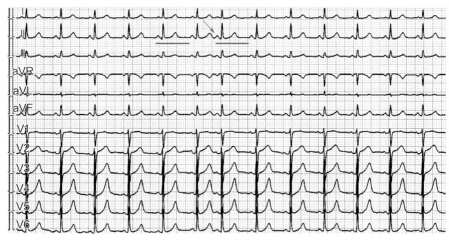

图6-25　窦性早搏

图6-25中，箭头所示P波提前出现，形态与窦性P波基本一致，其后代偿间期与基本窦性周期相等（横线所示）。

诊断：①窦性心律；②窦性早搏。

（四）鉴别诊断

1. 窦性早搏与房性早搏相鉴别

鉴别要点：房性早搏的P′波与窦性P波形态不同，其代偿间期多变，但代偿间期大多大于基本的窦性周期，少数可无代偿间期，恰好与窦性周期相等者更为少见（图6-2、图6-5）。窦性早搏的P波与窦性P波形态相同，且代偿间期等于基本的窦性周期（图6-25）。

2. 窦性早搏与窦性心律不齐相鉴别

鉴别要点：窦性心律不齐的R-R间期互差 > 120ms，R-R间期不固定，无规律性（见第七章图7-6）。窦性早搏除早搏的R-R间期缩短外，其他R-R间期相同。

六、知识拓展——冲动起源部位的特点与判断方法

正常情况下，心脏的主导节律为窦性心律。异位起搏点可来源于心房、房室交界区、心室。心律失常时应首先判断各心搏的起源部位（表6-6、图6-26）。

（一）起源于窦房结的心搏特点

窦性心律的主要特点是P波在II导联直立、在aVR导联倒置。

（二）起源于心房的心搏特点

起源于心房的搏动，位置不同则形态差异较大，距离窦房结较近则与窦性P波相似，如起源于左心房下部，从心房下部向上部除极，形成P′波方向与窦性P波相反，称为逆行P波（P′波），房性早搏下传心室与窦性节律相同，均通过房室结，P′-R间期≥120ms。一般情况下QRS波形态正常，如伴心室内差异性传导，则QRS波可宽大畸形。

（三）起源于房室交界区的心搏特点

房室交界区比较特殊，产生的冲动可以同时向心房与心室传导，交界区位于心房以下，向上传导除极心房形成逆行P′波，向下传导产生QRS波。P′波与QRS波的关系取决于起搏点发出的冲动向心房、心室传导的时间，向心房传导快则在QRS波前，向心室传导快则在QRS波之后，两者近乎同步时则在QRS波之中。P′波在QRS波之前，P′-R间期 < 120ms，在QRS波后R-P′间期 < 200ms。一

般QRS波形态正常。有时起源于交界区的冲动可与窦房结发出的冲动几乎同时出现，交界区激动下传心室形成QRS波，窦房结冲动下传心房形成窦性P波，此时窦性P波与QRS波无关，窦性P波可位于QRS之前或之后。如在QRS波前，心电图表现P-R间期缩短，称为房室干扰，属生理性传导异常而非传导阻滞。窦性P波和逆行P′波也可与QRS波重合、位于QRS波之中难以发现。

（四）起源于心室的心搏特点

起源于心室的搏动，不同于室上性搏动沿希-浦系统下传，而是在心室内传导缓慢，因此宽大畸形，其前后可有窦性P波，但无传导关系，少见逆行心房传导。

表6-6　不同起源部位心搏的一般特点

起源	P波主要特点	P波与QRS波关系	QRS波特点
窦房结	Ⅱ导联直立、aVR导联倒置	P波在前，P-R间期≥120ms	正常
心房	P′波与窦性P波有差异，形态不同	P′波在前，P′-R间期≥120ms	正常
交界区	逆行P′波，Ⅱ导联倒置、aVR导联直立	P′波在QRS波之前、之中、之后	正常
心室	可有窦性P波	P波与QRS波无传导关系	宽大畸形

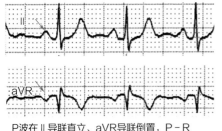

P波在Ⅱ导联直立、aVR导联倒置，P-R间期固定且>120ms，为窦性心律

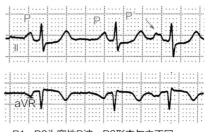

P1、P2为窦性P波。P3形态与之不同，P′-R间期>120ms，其起源点位于心房

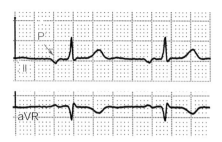

P波在Ⅱ导联倒置、aVR导联直立，为逆行P′波，P′-R间期＞120ms,其起源点位于心房下部

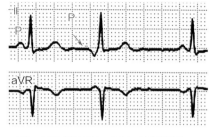

P1、P3为窦性P波。P2在Ⅱ导联倒置、aVR导联直立，为逆行P′波，P′-R间期＜120ms,R2不宽大畸形，其起源点位于房室交界区

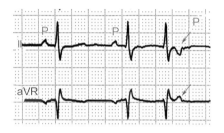

P1、P2为窦性P波。P3在Ⅱ导联倒置、aVR导联直立，为逆行P′波，位于QRS波之后，R-P′间期＜200ms且QRS波不宽大，起源点位于房室交界区

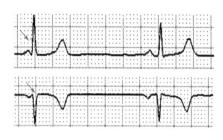

P1、P2为窦性P波。P1-R1间期＜120ms,明显缩短，表明P1与R1无传导关系，两者几乎同时出现。R1不宽大，起源于交界区，与P1形成房室干扰

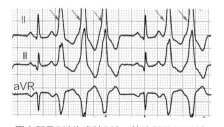

图中所见P波为窦性P波。箭头所示QRS波宽大畸形，其前无相关P波，起源点位于心室

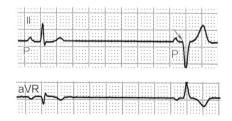

P1、P2为窦性P波，P2-R间期较P1-R缩短，箭头所示QRS波宽大畸形，R2与P2无相关性。R2起源于心室，与P2形成房室干扰

图6-26 心搏起源点的判定方法

第二节　心动过速

一、室上性心动过速

（一）定义

（1）广义的室上性心动过速　室上性心动过速简称室上速，广义室上速指起源于希氏束分支以上心动过速，即异位激动产生的部位及折返环路在希氏束分叉以上。频率一般在160～220次/分。

（2）狭义的室上速　指房室结折返性心动过速和房室折返性心动过速两类。

（二）常见的发生机制

（1）自律性增高　异位起搏点的自律性增高，发放冲动的频率超过窦房结的频率，竞争性成为主导节律。如自律性房性心动过速、加速性交界性心动过速（也称非阵发性交界性心动过速）等。

（2）激动折返　冲动在传导的过程中，沿解剖性或功能性的两条通路，在一定条件下，可以逆行返回此前激动过的心肌，使其再次除极。折返环形成的三要素：①存在解剖性或功能性的两条通路；②其中一条通路传导缓慢；③一条通路存在单向阻滞，如房室结折返性心动过速、房室折返性心动过速、窦房结折返性心动过速、心房内折返性心动过速。

（三）心电图特点

多数表现为窄QRS波心动过速。少数经旁道下传、伴束支传导阻滞或心室内差异性传导者可表现为宽QRS波室上速。有时伴有ST段下移及T波倒置。

（四）常见的室上性心动过速

1. 房室结折返引起的阵发性室上速

房室结折返性心动过速（AVNRT）是最常见的折返性室上速，常发生于40岁以前，女性多于男性。

（1）房室结双径路的电生理特点

① 多是由于房室结纵向分离成为功能性的快径路与慢径路。

② 其中快径传导速度快而不应期长，慢径路传导速度慢而不应期短。

（2）房室结折返性心动过速的分类

① 慢-快型（常见，需掌握）

a. 折返的传导方式为：慢径路前传，快径路逆传。这是临床最常见的室上性心动过速之一，约占AVNRT的90%。

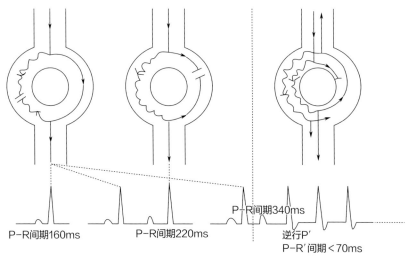

图6-27　慢-快型房室结内折返性心动过速示意

较早的房性早搏，落入快径路的有效不应期，沿慢径路下传，P-R间期延长。更早的房性早搏，快径路单向阻滞，沿慢径路下传激动心室，快径路逆传激动心房，如慢径路恢复不应期，激动将再次沿慢径路下传形成折返性心动过速。

b. 心电图特点：心动过速频率160 ～ 250次/分，常由房性早搏诱发，无P′波（P′波在QRS波之中，难以发现）或在QRS波群终末部分R-P′间期 < 70ms，有时表现为假性s波或r′波。P′-R间期 > R-P′间期。QRS波形态和时限多正常，偶呈功能性束支传导阻滞（图6-27、图6-29）。

② 快-慢型（少见，了解即可）

a. 折返的传导方式为：快径路前传，慢径路逆传。此型临床少见。

b. 心电图特点：心动过速，频率100 ～ 150次/分，常无明显诱因，P′波固定在QRS波前，QRS波形态和时限正常。快径路前传，慢径路逆传，P′-R间期 < R-P′间期。

2. 房室旁路参与折返引起的阵发性室上速

房室旁路参与折返引起的室上性心动过速又称为房室折返性心动过速（AVRT），也是一种比较常见的室上速，发生率仅次于房室结内折返性心动过速。

（1）房室旁路的电生理特点

① 房室旁路又称肯特（Kent）束，它是直接连接心房和心室的肌肉传导束，可位于房室环的任何部位，生理特性类似于心房肌和心室肌。传导速度比房室结快，具有"全或无"的特点，不发生传导延缓。激动沿此束可提前传导至心室，使之提前激动，心电图表现为典型的预激图形，P-R间期缩短，有δ波。

② 旁路的分类

a. 显性旁路，既有前传功能又有逆传功能，心电图表现典型的预激图形，P-R间期缩短，有δ波（激动通过旁路预先传入心室，引起部分心室肌提早缓慢除极的表现）。参与形成顺向型和逆向型房室折返性心动过速。

b. 隐匿性旁路，只有逆传功能，心电图不表现δ波。只参与顺向型房室折返性心动过速。

（2）房室折返性心动过速分类

① 顺向型房室折返性心动过速

a. 折返的传导方式为：房室结前传，旁路逆传。显性旁路和隐匿性旁路都可参与折返形成该类型AVRT。此方式常见，约占90%。

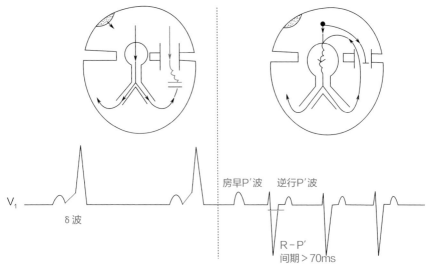

房早P′波　逆行P′波

V₁

δ波

R－P′
间期＞70ms

图6-28　顺向型房室折返性心动过速示意图（显性旁路）

b. 心电图特点：常见心动过速，频率160 ～ 240次/分。P′波在QRS波之后，R-P′间期 > 70ms，P′-R间期 > R-P′间期。QRS波形态和时限多数正常，偶呈功能性束支传导阻滞（图6-28、图6-30、图6-32）。

② 逆向型房室折返性心动过速

a. 折返的传导方式为：房室结逆传，旁路前传。只有显性旁路可参与折返形成该类型。少见，约占10%。因旁路前传除极心室形成QRS波，不同于希-浦系统利于激动在心室内快速扩布，而在心室内传导缓慢，QRS波宽大畸形，全由旁路下传除极心室的QRS波又叫完全预激。

b. 心电图特点：心动过速，频率160～240次/分。P′波与QRS波叠加不容易识别，不易与室性心动过速区别。

3. 房性心动过速

房性心动过速（简称房速）占阵发性室上速的5%～10%，包括自律性房速和折返性房速。

（1）发生机制

① 自律性增高：传导系统内均存在能缓慢自动除极的起搏细胞，正常情况下窦房结自律性最高，提前发出冲动抑制其他起搏细胞。当心房内起搏细胞自律性增高，超过窦房结，成为自律性房性心动过速并暂时成为主导心律。当心房内多个起搏点自律性增高，形成多源性房性心动过速，又称紊乱性房性心动过速，是自律性房速的一种特殊类型。

② 心房内折返：心房肌纤维化是产生心房内折返的病理基础。心房内传导组织不应期的差异是形成心房内折返的电生理基础。

（2）心电图特点

① 除多源性房速外，自律性房速和折返性房速的心电图特点相似：a. 持续3次以上快速而规则的心搏，节律较规整，其P′波形态有别于窦性P波；有时P′波重叠于前一心搏的T波中，可见T波变形，需仔细辨认。b. P′-R间期＞120ms。c. 不伴心室内差异性传导时，QRS波群形态与窦性相同。

② 自律性房速和折返性房速的区别：a. 自律性房速的频率较慢，多在100～160次/分。b. 折返性房速可由房性早搏诱发和终止，呈突发突止的特点。频率较快通常为160～220次/分（图6-33）。

③ 多源性房速：指P'波形态及P'-R间期3种以上，节律紊乱，频率一般不超过140次/分。常是心房颤动和扑动的前兆（图6-34）。

4. 交界性心动过速

（1）发生机制　发生机制为自律性增高。交界区的自主频率是40～60次/分，正常情况下被窦房结发出的冲动抑制。交界区的自律性增高超过窦房结成为主导节律，产生交界性心动过速，如果与窦性心律竞争称为非阵发性交界性心动过速，此时可见干扰性房室分离、房性融合波等。也称加速性交界性自主心律（图6-31）。

（2）心电图特点

① 心动过速，频率70～130次/分，大多为70～100次/分。

② 符合交界区来源心搏的特点：a. QRS波为室上性，大多正常。b. 无P'波（P'在QRS波之中，难以发现）或P'波在QRS波之前或之后，在前时P'-R间期＜120ms，在后时R-P'间期＜200ms。c. 交界区激动心室、窦房结激动心房，可见QRS波与窦性P波形成房室干扰。d. 有时交界区与窦房结同时激动心房，形成房性融合波。

③ 交界性心律与窦性心律互相竞争，可交替出现。

5. 窦房结内折返性心动过速

窦房结内折返性心动过速远比房室结折返性心动过速或房室折返性心动过速少见。在临床上除了发作呈突发突止外，很难与窦性心动过速相鉴别。

（五）识图要点与技巧

① 短阵房性心动过速是有三个以上早搏连发形成，比较容易识别。

② 折返性室上性心动过速：表现匀齐，频率快，窄QRS波，

也称窄QRS波群心动过速，这种情况可能性比较大的是房室结折返性心动过速或者是房室折返性心动过速。

③ 旁路引起的室上性心动过速，也就是我们通常说的预激引起的室上性心动过速，它的命名有好几种，如房室折返性心动过速、房室反复性心动过速。

④ 逆向型房室折返性心动过速：QRS波宽大畸形，表现心室率快，常在200次/分以上，节律匀齐。本型与室性心动过速的鉴别是体表心电图诊断的难点。

⑤ 加速性交界性自主心律，也称非阵发性交界性心动过速，是一种频率相对比较慢的心动过速。

⑥ 室上性心动过速的具体类型有时通过体表心电图难以区分，则统称为阵发性室上性心动过速。

（六）读图实践

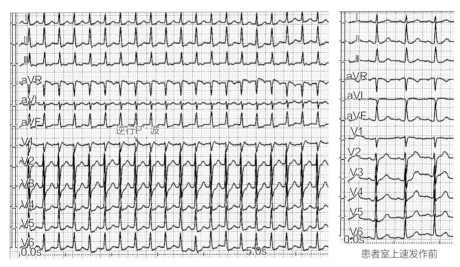

图6-29　阵发性室上性心动过速（一）

图6-29中，心动过速，心率176次/分，QRS波不宽大，室上性心动过速。与发作前心电图相比，在V$_1$导联QRS波终末可见

伪 r′ 波——逆行 P′ 波，可判断为折返性室上性心动过速，R-P′ 间期约 70ms，P′-R 间期 > R-P′ 间期，房室结折返性心动过速可能性较大。患者平时心电图未见预激波，但是不排除隐匿性预激，也可能为顺向型房室折返性心动过速（旁路逆传，房室结前传）。通过体表心电图鉴别困难，需进一步电生理检查。

诊断：阵发性室上性心动过速，提示慢-快型房室结折返性心动速。

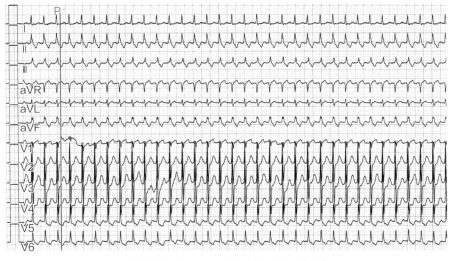

图6-30　阵发性室上性心动过速（二）

图 6-30 中，QRS 波群宽度约 80ms，节律规整，心室率 200次/分。窄 QRS 波群心动过速，符合阵发性室上性心动过速心电图特点。

QRS 波群后可见逆行 P′ 波，R-P′ 间期 > 70ms，房室折返性心动过速。P′-R 间期 > R-P′ 间期，QRS 波群不宽大，符合顺向型房室折返性心动过速心电图特点，旁路逆传，房室结前传。

诊断：阵发性室上性心动过速，提示顺向型房室折返性心动过速。

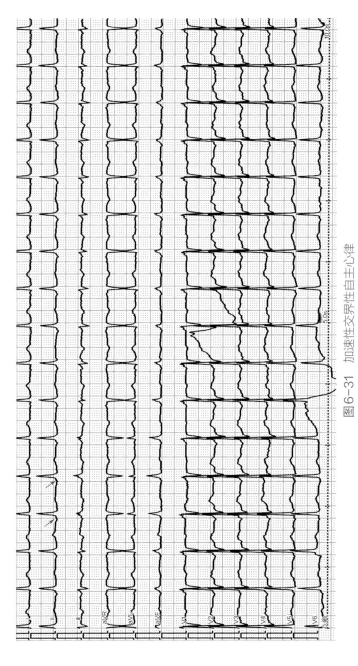

图6-31 加速性交界性自主心律

图6-31中，窦性P波消失，可见逆行P′波，位于QRS波之前，P′-R间期 < 120ms，QRS波不宽大畸形，心率97次/分。QRS波起源符合交界性特点。

诊断：加速性交界性自主心律。

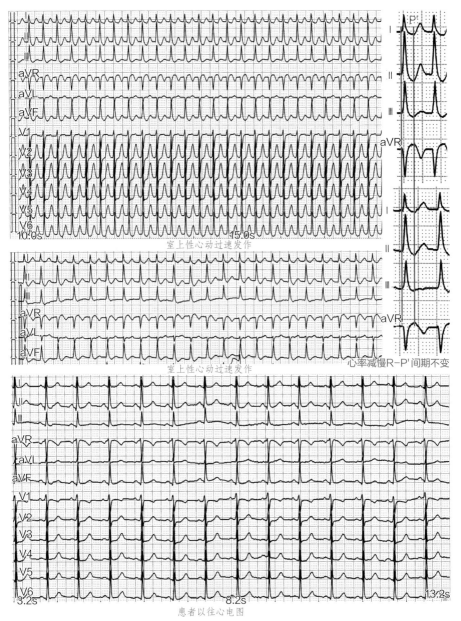

室上性心动过速发作

室上性心动过速发作

心率减慢R-P'间期不变

患者以往心电图

图6-32 顺向型房室折返性心动过速

图6-32中患者，女，45岁，无基础心脏病史。因"心慌"来院就诊，心电图示室上性心动过速发作，心率186次/分；服用β受体阻滞药后，心率158次/分；以往心电图正常。

　　两次心动过速发作对比，R-P′间期＞70ms，且心率减慢时R-P′间期不变、P′-R间期延长。房室旁道呈"全或无"现象，不发生传导延缓，R-P′间期是激动通过旁道逆传除极心房，所以不发生变化。药物减慢了房室结的传导，使P′-R间期延长，心率减慢。患者以往心电图正常，考虑为隐匿性旁路。

　　诊断：顺向型房室折返性心动过速。

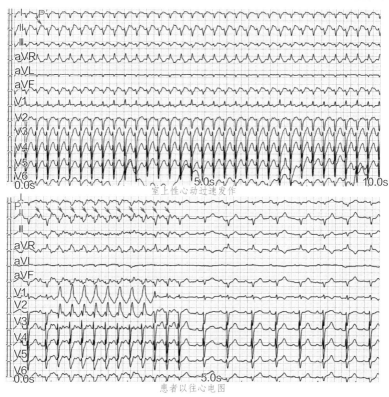

图6-33　心房内折返性心动过速

图6-33中，窄QRS波心动过速发作，心率200次/分，可见P′波，Ⅱ导联直立。

患者以往心电图可见心动过速发作，突发突止，P′波（箭头所示）形态一致，与窦性P波明显不同，由房性早搏诱发，P′-P′间期固定，R13与R2相比，P′-R间期延长；仔细观察R-P′间期不固定；R3～R10宽大畸形，呈右束支传导阻滞图形，为蝉联现象。房室结折返性心动过速和房室折返性心动过速的R-P′间期、P′-R间期较固定，P′波在Ⅱ导联倒置。自律性房速发作时频率逐渐加快，发作结束逐渐减慢，综上考虑为心房内折返性心动过速。患者室上速发作时酷似顺向型房室折返性心动过速，不同之处在于后者P′波为逆行（Ⅱ导联倒置）。

诊断：心房内折返性心动过速。

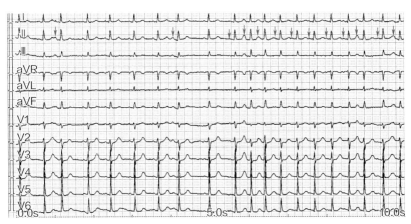

图6-34　多源性房性心动过速

图6-34中，R10～R20 R-R间期突然缩短，其前可见P′波，形态异于窦性P波，房性心动过速。但P′波形态不同，P′-R间期不同，为多源性房性心动过速。

诊断：①窦性心律；②多源性房性心动过速。

二、室性心动过速

（一）定义

起源点在心室肌或希氏束分叉以下的传导纤维，连续3次以上的室性早搏组成的心动过速，称为室性心动过速，简称室速。

（二）发生机制

可由局灶自律性增高、触发活动或折返机制引起。

（三）室性心动过速的常用分类

（1）室性心动过速（室速）根据发作持续时间分类

① 非持续性室速：心动过速持续时间 < 30s。

② 持续性室速：心动过速持续时间≥30s或 < 30s但伴有血流动力学异常。

（2）根据QRS波形态是否单一分为单形性室速和多形性室速。

（四）心电图特点

① 连续3次以上快速的室性早搏，QRS波群宽大畸形（时限大于120ms），频率常大于100次/分，R-R间期可略不规则。

② 窦性P波与QRS波无关，呈房室分离，P波频率慢于QRS波频率，埋于QRS波群内不易发现。

③ 有时见心室夺获和室性融合波。心室夺获的QRS波群形态接近正常，室性融合波形态介于正常和室性之间。偶有1∶1室房逆行传导，QRS波群后有逆行P′波，有时可见不同程度的室房传导阻滞。

（五）相关名词

见表6-7。

表6-7　室性心动过速相关名词

房室分离	室速发作时，房跳房，室跳室，P 波与 QRS 波无关，P-R 间期不固定
无人区 心电轴	也称心电轴不确定，宽大畸形 QRS 波在 I、aVF 导联主波均向下
室性融合波	室上性和室性激动共同激动心室，QRS 波形态介于正常与室性之间
心室夺获	室速发作时，室上性激动仍可下传心室，QRS 波基本正常，较室性 QRS 波提前出现，其前有相关 P 波，P-R 间期 > 120ms
短阵性室速	有连续三个以上早搏组成，发作后有一较长的代偿，最常见，比较容易识别
尖端扭转 型室速	发作时 QRS 波的尖端围绕基线扭转，典型者多伴有 Q-T 间期延长，较为严重
双向性室速	心室率 140～180 次 / 分，QRS 波呈交替性主波向上或向下。多见于洋地黄中毒和严重的心肌病
特发性室速	无器质性心脏病，发作频繁，发作时间较长，可引起心动过速性心肌病

（六）识图要点与技巧

（1）出现宽大 QRS 波，心室率相对匀齐，支持室性心动过速的诊断特点有：①房室分离（图6-37、图6-39）；②心室夺获、室性融合波（图6-39）；③无人区电轴（图6-35）；④胸前导联一致性，胸前导联全向下，支持室速（图6-36）；全向上，绝大多数为室速（需排除逆向性房室折返性心动过速）；⑤血流动力学障碍；⑥V_1 导联左兔耳型（＿∧＿）；⑦右束支传导阻滞图形时，QRS 波时限≥140ms；左束支传导阻滞图形时，QRS 波时限≥160ms；⑧参考以往心电图，窦性心律时，记录到同形态的室性早搏（图6-38）；⑨以往心电图出现束支传导阻滞，心动过速发作时为对侧束支传导阻滞图形（如以往右束支传导阻滞，宽 QRS 波心动过速为左束支传导阻滞图形）。

（2）不支持室性心动过速的心电图特点　①心动过速发作时，窄 QRS 波群连续出现；宽窄 QRS 波群共存时，支持室上速（图6-40、图6-41）。②以往心电图记录到预激特征，支持（逆向型）房室折返性心动过速。

　　（3）室性心动过速理论上说起来相对明确，但实际工作中也存在一些问题，房室分离，心室夺获，室性融合波，特异性高，但敏感性差（实际工作中出现的概率小，但是如果出现，诊断可以确立），这些现象临床遇见的机会并不是太多。

　　（4）Brugada、Vereckei总结了室性心动过速的四步诊断法，大家可以体会学习（见知识拓展P101）。

（七）读图实践

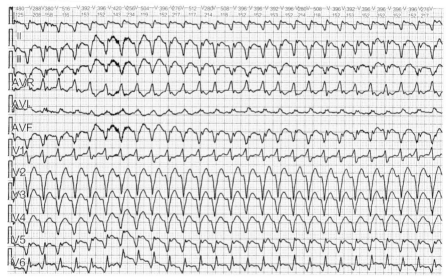

图6-35　室性心动过速（一）

　　图6-35中，R-R间期较为规则，QRS波群时限160ms，频率150次/分，为宽QRS波心动过速。未发现房室分离、心室夺获、室性融合波。该心电图符合无人区电轴，不符合束支传导阻滞心电图特点。Brugada四步法的第二步，R-S间期＞100ms，Vereckei四步法的第二步，aVR导联四步法的第一步诊断为室速。

　　诊断：室性心动过速。

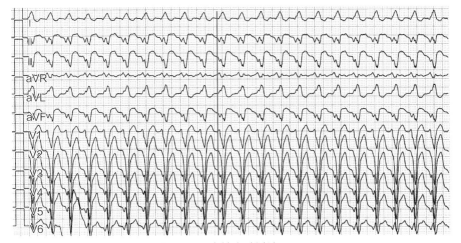

图6-36　室性心动过速（二）

图6-36中，R-R间期较为规则，QRS波群时限约200ms，频率约130次/分，为宽QRS波心动过速。未发现房室分离、心室夺获、室性融合波。胸导联主波方向向下。

诊断：室性心动过速。

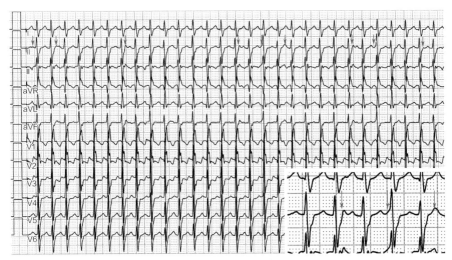

图6-37　室性心动过速（三）

图6-37中，R-R间期规则，QRS波群时限略增宽，频率约180次/分。图中箭头所示为窦性P波，右下角放大图箭头所示，QRS波终末、起始与其他QRS波不同，第三个箭头处T波增高，皆为窦性P波叠加所致，存在房室分离。Brugada四步法的第四步：V_1导联右束支传导阻滞图形，V_5、V_6导联R/S < 1。

诊断：室性心动过速。

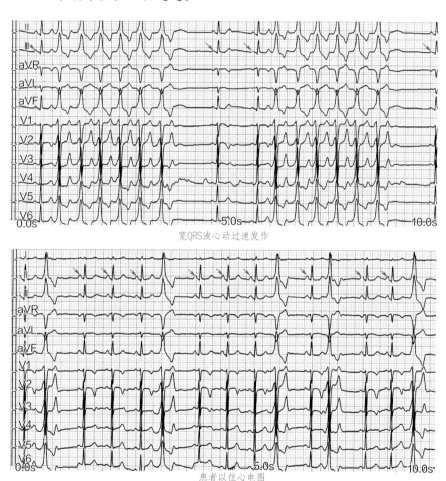

宽QRS波心动过速发作

患者以往心电图

图6-38　以往心电图记录到同形态室早

图6-38中，患者以往心电图宽大畸形的QRS波群提前出现，其前无相关性P波，代偿间期完全，明确为室性早搏。宽QRS波心动过速发作时，QRS波形态与室性早搏一致，为室性心动过速。

诊断：①窦性心律；②室性心动过速。

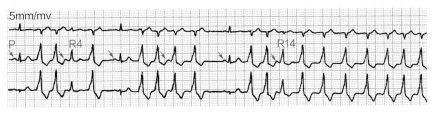

图6-39　室性心动过速（四）

图6-39中，宽QRS波心动过速，窦性P波（箭头所示）规律出现，R1、R6、R11形态正常，其前可见窦性P波，P-R间期一致，为窦性P波下传心室（窦性心室夺获）。其中R4、R14形态介于正常与宽大畸形QRS波之间，其前有窦性P波，为室性融合波。

诊断：①窦性心律；②室性心动过速，有时见室性融合波。

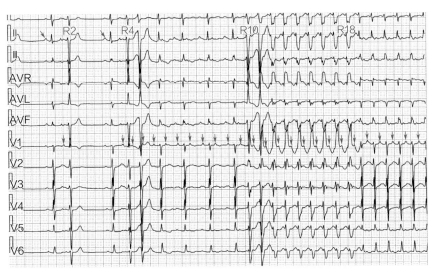

图6-40　心动过速时宽窄QRS波共存

图6-40中，心动过速发作时，部分QRS波宽大畸形，其后窄QRS波连续出现，室上性心动过速。

图中可见窦性P波（斜箭头所示），R2、R4、R5、R10～R18宽大畸形，其前可见异位P′波（直箭头所示），部分2：1下传心室。R10～R18宽大畸形，是蝉联现象。

诊断：①窦性心律；②房性早搏伴心室内差异性传导；③房性心动过速有时2：1下传心室；④蝉联现象。

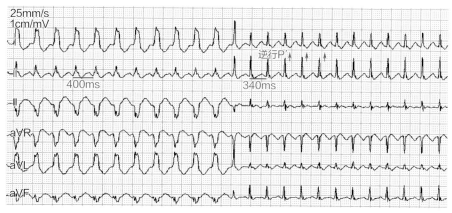

图6-41　心动过速时宽窄QRS波共存

图6-41中，宽QRS波心动过速，频率150次/分，窄QRS波心动过速，频率176次/分。宽窄QRS波共存的心动过速支持室上速。图中箭头所示为逆行P′波，R-P′间期＞70ms，符合顺向型房室折返性心动过速。宽QRS波形态为左束支传导阻滞图形，R-R间期不等的原因：房室旁路位于左侧，当发生左束支传导阻滞时（前半部分），激动通过右束支下传，先激动右心室，然后扩布至左心室，通过旁路逆行回心房，折返环路变长。后半部分不发生左束支传导阻滞时，激动通过左、右束支下传，激动左、右心室，旁路逆传回心房。这是房室折返性心动过速特有的一种现象——Coumel Slama定律。

诊断：顺向型房室折返性心动过速。

（八）知识拓展——宽QRS波心动过速的鉴别方法

宽QRS波心动过速是指QRS波群时限 > 120ms、心率 > 100次/分的心动过速。室速和部分室上速均可表现为宽QRS波群，如室上速合并束支传导阻滞、室上速合并室内差异性传导、逆向型房室折返性心动过速。临床上室性心动过速与室上性心动过速的预后和治疗完全不同，所以多年来，人们一直努力寻求宽QRS波心动过速心电图鉴别诊断的方法，希望准确、简便、实用地鉴别室上速和室速。1991年Brugada等提出了四步法是目前鉴别室速与室上速最常用的方法，具有较好的敏感性和特异性，缺点是其步骤较为复杂，不易掌握。2007年Vereckei提出新的四步室速鉴别诊断流程，2008年Vereckei又提出了仅应用aVR导联进行诊断的aVR四步法，其方法具有简便易用的特点。下面逐一进行介绍。

1. Brugada四步法

见图6-42。

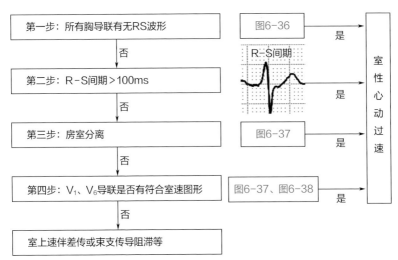

图6-42　Brugada四步法诊断室速流程

第一步：所有胸导联是否RS型，无RS型则诊断为室速。有RS型则进入下一步。

第二步：任一胸导联出现RS型，且R-S间期 > 100ms（R波起始至S波的谷底），诊为室速。否则进入下一步。

第三步：是否有房室分离（心室率 > 心房率），存在房室分离则诊为室速。否则进入下一步。

第四步：V_1、V_6导联是否有符合室速的图形。①右束支传导阻滞型：V_1导联呈R型、QR型或RS型；V_6导联呈QS型、QR型或RS型，R/S < 1。②左束支传导阻滞型：V_1导联R波时间 > 30ms或R-S间期 > 60ms；V_6导联有Q波，如qR型或QS型。存在上述图形改变诊为室速。否则诊为室上速伴心室内差异性传导。

如全部过程均否定室速的诊断，则为室上速伴差传、束支传导阻滞或预激综合征。

2. Vereckei 四步法

第一步：是否存在房室分离，是则诊为室速。否则进入下一步。

第二步：aVR导联初始是否呈大R波，是则诊为室速。否则进入下一步。

第三步：QRS波是否符合束支（或分支）传导阻滞图形，如不符合则诊断室速。符合则进入下一步。

第四步：测量心室初始激动速度（V_i）与终末激动速度（V_t）之比，$V_i/V_t \leq 1$诊断室速。否则诊断室上速。

3. aVR 导联四步法

见图6-43。

第一步：观察aVR导联初始是否呈大R波，aVR导联QRS波呈R型或RS型诊断室速。否则进入下一步。

第二步：QRS波起始r波或q波宽度 > 40ms诊断室速。否则进入下一步。

第三步：aVR导联主波为QS波时，起始有顿挫（QS波起始至谷底之间）则诊断室速。否则进入下一步。

第四步：测量心室初始激动速度（V_i）与终末激动速度（V_t）之比，$V_i/V_t \leqslant 1$ 诊断室速。否则诊断室上速。

V_i 指QRS波起始点后40ms的振幅，V_t 指QRS波终末点前40ms的振幅。可用于任何导联。$V_i/V_t \leqslant 1$，说明QRS波起始坡度缓，终末坡度较陡，也就是心室内传导先慢后快。Brugada四步法和Vereckei四步法都需要寻找房室分离，虽然房室分离特异性几乎100%，但出现的概率较低。aVR导联四步法省略了房室分离标准，简便易用。

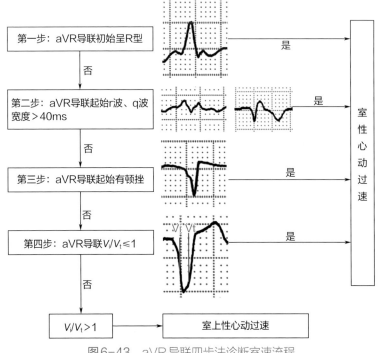

图6-43 aVR导联四步法诊断室速流程

三、临床治疗

1. 室上性心律失常

① 患者自行终止方法：卧床休息、镇静、避免吸烟、避免饮酒、避免过度劳累和精神紧张、刺激迷走神经的机械方法。

② 如果无法区分是哪一类型的室上速，药物首选广谱抗心律失常药，如普罗帕酮、胺碘酮、β受体阻滞药。注意谨慎使用维拉帕米、利多卡因或地高辛，因为这三种药物可加速预激综合征伴心房扑动或心房颤动时的心室率，从而致心室颤动。

③ 房室结折返性心动过速：常用的药物有腺苷、钙通道阻滞药、毛花苷C、β受体阻滞药。

④ 射频消融术：根据旁路的生理学特性，发作的频度、时间和症状，选择射频消融术治疗。

2. 室性心律失常

宽QRS波群心动过速的诊断，任何鉴别方法都不可能达到100%准确率。宽QRS波心动过速，不容易区分是室速还是室上速合并束支传导阻滞或预激综合征，首选广谱抗心律失常药，如胺碘酮、普罗帕酮。

第三节 颤动与扑动

一、心房颤动与心房扑动

（一）心房颤动

心房颤动（简称房颤）是一种快速性房性心律失常，近年来由于人口老龄化和高血压、冠心病患者增多，房颤的发病率有增多趋势。临床常用心房颤动持续时间进行分类（表6-8），另外根据房颤时的心室率快慢分为快速型心房颤动和缓慢型心房颤动。

表6-8 房颤的类型

分类	定义
阵发性房颤	发作后 7 天内自行或干预终止的房颤
持续性房颤	持续时间超过 7 天的房颤
长程持续性房颤	持续时间超过 1 年的房颤
永久性房颤	医生和患者共同决定放弃恢复或维持窦性心律的一种类型

1. 心电图诊断

① 窦性P波消失，代之以形态、振幅、时间不等的f波，f波的频率300 ～ 550次/分。

② 心室率绝对不规则。

③ QRS波形态多正常。

2. 识图要点与技巧

（1）房颤时P波消失，我们首先看的是这个心电图提示"心律不齐"了，这时要特别注意看Ⅱ导联，有无确定的P波，如果没有或者不确定，要想到有房颤的可能，这时再看 V₁、V₂导联，在QRS波的基线上出现细小的水波纹似的波就是我们所说的f波。这时可以确定房颤的诊断。

（2）f波一般在 V₁、V₂导联，或者 Ⅱ 、Ⅲ、aVF导联较为明显。

（3）有一种细颤型的房颤，全部12导联看不到f波，这时必须结合临床判断。例如：患者有相关病史，心房扩大，心电图表现"心律不齐"，即使看不到f波，房颤的诊断能够确立（图6-47）。

（4）房颤"正常"情况下是显示"心律不齐"的，这是由于房室结的不应期长，f波不能1：1下传心室，f波在下传的过程中也可导致新的不应期，造成心室率绝对不匀齐。房颤伴R-R

间期匀齐时，首先考虑房室分离，即f波与QRS波无传导关系，QRS波可来源于交界区或是心室（图6-49）。

（5）QRS形态改变　①心室内传导阻滞：QRS波宽大，表现为右束支传导阻滞或左束支传导阻滞形态（图6-47）。②心室内差异性传导：房颤的R-R间期不规整，长R-R间期后相对不应期延长，如其后的R-R间期突然缩短，容易进入传导系统的相对不应期，发生心室内差异性传导，这种现象称为Ashman现象（图6-44、图6-51）。需与室性早搏鉴别。③蝉联现象（图6-53）：是指当激动传导的前向出现两条径路时，一侧径路处于不应期而发生功能性阻滞，激动沿另一条径路下传，激动下传的同时向阻滞的径路产生隐匿性传导，引起该径路在下次激动到达时再一次发生功能性阻滞。房颤时，由于室率比较快、不匀齐，在左、右束支之间较容易出现蝉联现象，此时需与短阵性室性心动过速、功能性束支传导阻滞鉴别（详见本章第二节中的室性心动过速）。两者的预后与治疗不同。

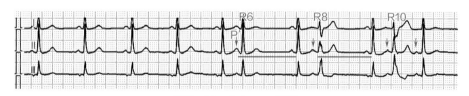

图6-44　Ashman现象

图6-44中，直箭头为房性早搏，房早的联律间期一致，R6形态正常，R8、R10宽大畸形为房性早搏伴差传。差传的原因为R8、R10的前周期延长（横线所示）。长R-R间期后，如R-R间期突然缩短易发生差传。

（6）由于窦性P波的消失，房颤合并其他一些心律失常时，如房颤合并差传、合并传导阻滞，给诊断会造成一些难度，要逐步体会学习。

3. 读图实践

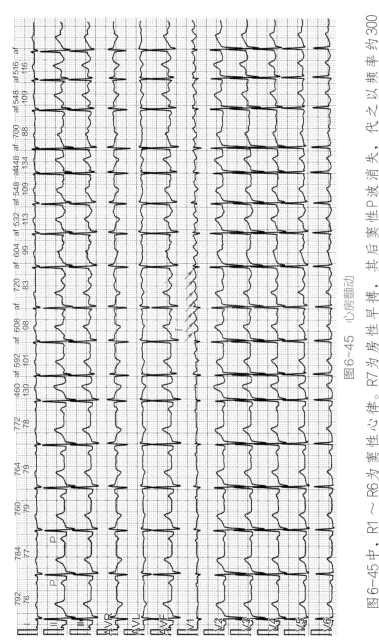

图6-45 心房颤动

图6-45中，R1~R6为窦性心律。R-R间期绝对不匀齐，R7为房性早搏，其后窦性P波消失，代之以频率约300次/分的f波，R-R间期绝对不匀齐，为心房颤动。

诊断：①窦性心律；②房性早搏、心房颤动。

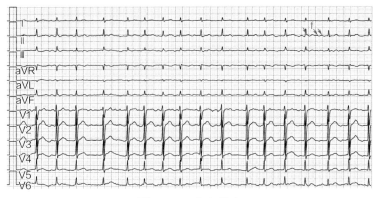

图6-46 心房颤动

图6-46中，图中窦性P波消失，心室率绝对不匀齐。f波较小需仔细辨认，部分f波位于QRS波之前，酷似窦性P波，区分要点在于：窦性P波的形态较一致，一般情况下有固定的120～200ms的P-R间期。

诊断：心房颤动。

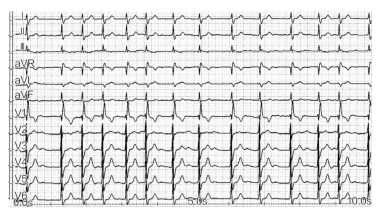

图6-47 心房颤动、右束支传导阻滞

图6-47中，窦性P波消失，f波细小不易发现，心室率绝对不匀齐。QRS波宽度＞120ms，形态符合右束支传导阻滞形态。

诊断：①心房颤动；②完全性右束支传导阻滞。

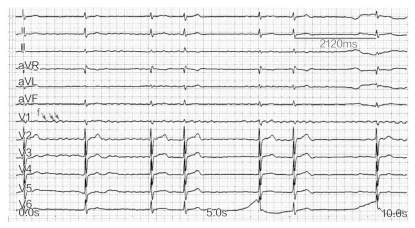

图6-48　房颤、二度房室传导阻滞

图6-48中，心房颤动，平均心室率约36次/分。出现2120ms的长R-R间期。R-R间期不规则，说明房室之间未完全丧失传导关系。房颤时出现相同的长R-R间期，超过1500ms，交界性逸搏的可能性大。心房颤动，如果心室率不规则，平均心室率低于50次/分，同时伴有长R-R间期，考虑存在房室传导异常。

诊断：①心房颤动伴长R-R间期，提示合并二度房室传导阻滞；②隐匿性传导。

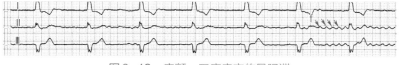

图6-49　房颤、三度房室传导阻滞

图6-49中，窦性P波消失，可见f波（箭头所示）。R-R间期匀齐，房室分离。QRS波宽大畸形，心室率44次/分，为来源于心室的逸搏心律。因略高于心室自主频率20～40次/分，称之为加速的室性逸搏心律。不排除交界性逸搏心律伴有束支传导阻滞。

诊断：①心房颤动；②加速的室性逸搏心律；③三度房室传导阻滞。

4.鉴别诊断

（1）房颤与窦性心律不齐　细颤型房颤，f波细小，常规12导联心电图均不易发现，表现心室率不整，注意与窦性心律不齐（图6-50）鉴别。鉴别要点：窦性心律不齐时，QRS波前可见明确的窦性P波，P-R间期一致；必要时结合临床病史诊断。

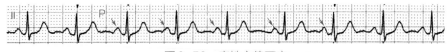

图6-50　窦性心律不齐

图6-50中，R-R间期不匀齐，但QRS波前均可见形态一致的窦性P波，有固定的P-R间期。

（2）房颤伴差传与室性早搏

见表6-9、图6-51、图6-52。

表6-9　房颤伴差传与室早的鉴别要点

鉴别点	心室内差异性传导	室性早搏
心室率	一般发生于心室率较快时	与心率关系不大，一般发生于心室率较慢时
联律间期	变化大	QRS波形态相同时（同源），联律间期通常恒定
QRS波形态	束支传导阻滞形态，以右束支多见、差传程度不同，QRS波形态多变	可见室性融合波，同源早搏形态恒定
代偿间期	无	有较长的类代偿间期
Ashman定律	符合	不符合
临床意义	洋地黄不足	洋地黄过量

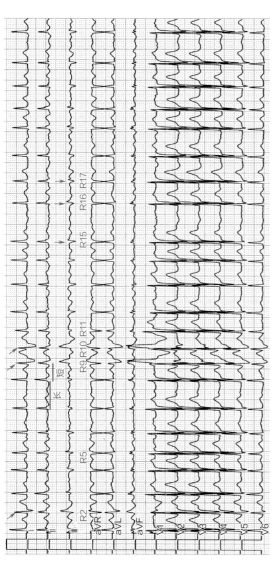

图6-51 房颤伴差传

图6-51中，心房颤动，心室率约132次/分。R9、R10呈右束支传导阻滞形态，R2差传程度较轻，差传的QRS波形态多变。R10后无代偿间期。符合Ashman定律。

Ashman定律的应用：前周期越长，后周期越短，周期差越大，越容易差传。我们找相邻的R-R间期，与宽QRS波的长周期相比，是否长者更长，短者更短。本图中，R15-R16间期长于R7-R8间期（长横线所示），但R16-R17间期短于R8-R9间期（短横线所示），不存在R9更易差传的心搏。图符合Ashman定律。

诊断：快速型心房颤动伴心室内差异性传导。

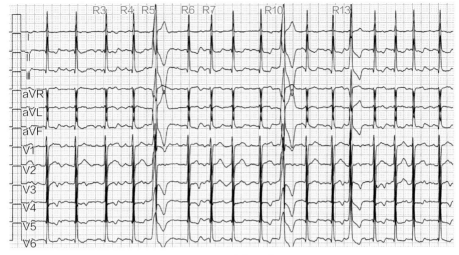

图6-52 房颤、室早

图6-52中，心房颤动的平均心室率96次/分。R5、R10形态一致，联律间期相等，R13联律间期略缩短，形态与R5相似，介于R5与正常QRS波之间，为室性融合波，且宽QRS波为非束支传导阻滞形态。R5后有较长类代偿间期。

诊断：①心房颤动；②室性早搏、室性融合波；③ST-T改变。

（3）房颤伴蝉联现象与短阵性室性心动过速　二者都是在房颤的基础上伴发频率加快、连续出现的宽QRS波，鉴别方法见表6-10，另外还可使用室性心动过速的诊断方法进行鉴别（详见本章第三节室性心动过速中知识拓展——宽QRS波心动过速的鉴别方法）。束支间的蝉联现象的发生，是室上性激动下传时，一侧束支进入不应期，发生差异性传导，激动沿另一侧束支下传的同时向该侧束支隐匿性传导，使其再次处于不应期，后续的激动均不能下传，形成连续的宽大畸形的QRS波。因起始于差异性传导，所以第一个宽大畸形的QRS波符合Ashman定律，发生于长R-R间期之后。

表6-10　房颤伴蝉联与室速的鉴别要点

鉴别点	蝉联现象	室性心动过速
心室率	一般发生于心室率较快时	与心率关系不大，一般发生于心室率较慢时
QRS 形态	多为右束支传导阻滞形态	形态多样，与束支阻滞形态不符
室性融合波	无	有
代偿间期	无	发作结束后有类代偿间期
发作起始	符合 Ashman 定律	不符合 Ashman 定律

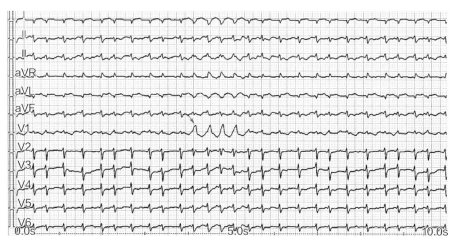

图6-53　房颤伴蝉联现象

图6-53中，心房颤动，平均心室率162次/分。箭头所示，宽大畸形QRS波发生于较长R-R间期后，符合Ashman定律。发作结束无代偿间期。宽大畸形QRS波呈右束支传导阻滞图形。

诊断：快速型心房颤动伴右束支蝉联现象。

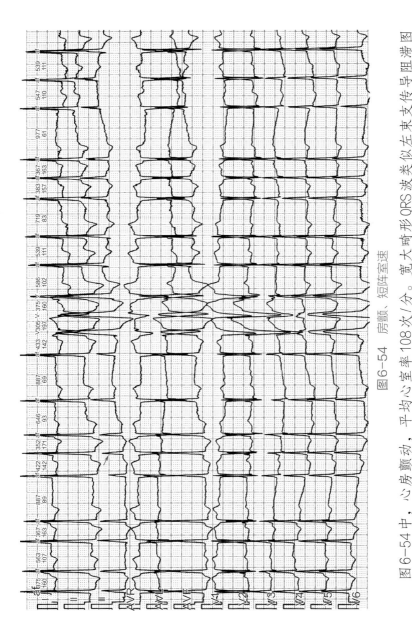

图6-54　房颤、短阵室速

宽大畸形QRS波类似左束支传导阻滞图

图6-54中，心房颤动，平均心室率108次/分。

形，发作结束类有类代偿间期。

诊断：①心房颤动；②短阵性室性心动过速。

（二）心房扑动

1. 心电图特点

（1）心房扑动（简称房扑）时窦性P波和等电位线消失，代之以形态、振幅、时间相等的大锯齿F波，F波的频率250～350次/分。

（2）房室传导比例固定时R-R间距规则，比例不固定时R-R间距不规则。

2. 分型

（1）Ⅰ型　Ⅱ、Ⅲ、aVF导联形态呈负向，V$_1$呈正向小尖波频率250～350次/分。

（2）Ⅱ型　Ⅱ、Ⅲ、aVF导联形态正向，频率340～430次/分。

3. 识图要点与技巧

（1）心房扑动时，窦性P波消失，代之以大F波，有点类似小正弦曲线，一般在Ⅱ、Ⅲ、aVF导联明显，V$_1$导联呈正向小尖波。

（2）如果出现2：1型心房扑动，心律匀齐，大F波夹在QRS波中，非常不明显，容易误诊为室上性心动过速，当患者为老年人，出现相对匀齐的心律，大约频率在120～160次/分，应想到心房扑动可能，仔细对照图形和询问病史，做出正确的诊断（图6-57）。

（3）心房扑动如果F波等比例下传时，F-R间期较固定，R-R间期匀齐。不等比例下传时F-R间期可固定，也可不固定，原因大多为F波隐匿性传导导致房室结不应期改变。

（4）传导比例超过4：1时，要考虑是否存在房室传导阻滞，与心房颤动伴长R-R间期机制相同。由于隐匿性传导存在，心房扑动伴房室传导阻滞的诊断应慎重。F-R间期不一、R-R间期匀齐且频率慢于45次/分时，要想到心房扑动合并三度房室传导阻滞，根据QRS波形态及频率判断其来源（图6-58）。

4. 读图实践

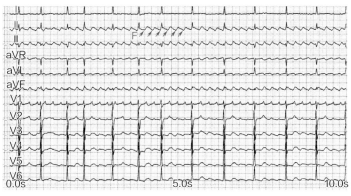

图6-55　心房扑动（一）

图6-55中，窦性P波消失，代之以F波，频率250次/分，形态规则。可见不同比例下传心室，如2∶1、3∶1、4∶1，下传比例相同的R-R间期一致。平均心室率72次/分。

诊断：心房扑动。

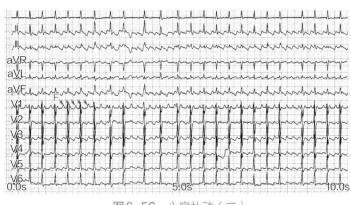

图6-56　心房扑动（二）

图6-56中，窦性P波消失，代之以F波，频率300次/分，形态规则。可见不同比例下传心室，如2∶1、3∶1，平均心室率138次/分。

诊断：心房扑动。

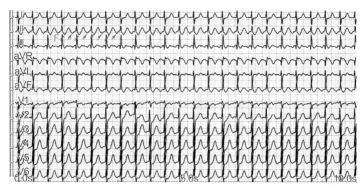

图6-57　心房扑动2∶1下传心室

图6-57中，心室率约140次/分，可找到向下的等距离的F波（箭头所示）。

诊断：心房扑动2∶1下传心室。

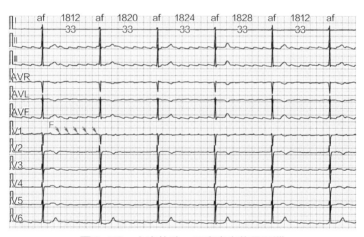

图6-58　心房扑动、三度房室传导阻滞

图6-58中，窦性P波消失，代之以F波，频率约220次/分，形态规则。R-R间期匀齐，心室率33次/分，F-R间期长短不一。房室分离，QRS波不宽大畸形，考虑为来源于交界区的逸搏，交界区的逸搏频率40～60次/分，本图逸搏频率33次/分，为过缓的交界性逸搏心律。

诊断：①心房扑动；②三度房室传导阻滞；③过缓的交界性逸搏心律。

5. 鉴别诊断

主要是室上性心动过速与心房扑动的鉴别：有时心房扑动2：1下传心室，心室率匀齐，F波不明显，易误诊为室上性心动过速。仔细观察QRS波起始或终末，是否可发现方向一致的F波，F-F间距相等。如可找到，同时结合患者病史可明确诊断；或长时间记录心电图，当房室传导比例发生改变，可明确诊断。

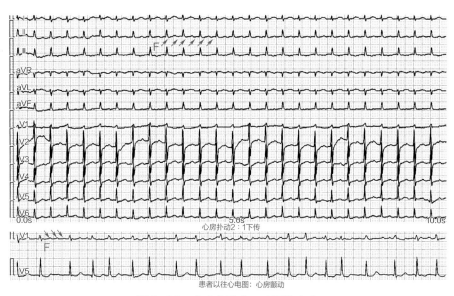

图6-59　心房扑动2：1下传心室

图6-59中，患者男性，84岁，有冠心病史。以往心电图记录到心房颤动。本次心动过速发作，心室率156次/分，F波不明显。该患者动态心电图记录到不同比例下传，证实为心房扑动。

诊断：心房扑动2：1下传心室。

（三）房颤与房扑的临床意义

① 房颤多伴有器质性心脏病，如风湿性心脏病、高血压、冠心病、甲亢等。

② 房颤时心房失去有效收缩，心排血量较窦性心律时减少20%～30%。

③ 房颤时容易形成附壁血栓，血栓脱落导致脑栓塞等。

④ 长久的房颤容易导致心衰。

⑤ 房扑常与房颤交替发生，临床意义类似房颤。

（四）房颤与房扑的治疗

① 首先应针对病因和诱因进行治疗，其次应用抗心律失常药物减慢心室率。

② 房颤、房扑经评估后可选择射频消融术。

二、心室扑动与心室颤动

（一）心室扑动的心电图特点

心室扑动（简称室扑）时心电图上QRS波群完全消失，代之以连续快速而相对规则的大振幅波动，频率达150～250次/分，类似正弦曲线波。

（二）心电图特点

心室颤动（简称室颤）时心电图上QRS波群完全消失，出现大小不等、极不匀齐的低小颤动波，频率多在250～500次/分。

（三）临床意义与预后

① 电生理特性极不稳定，是心脏停止搏动前的短暂征象。

② 心脏几乎失去排血功能，临床表现意识丧失、抽搐、大动脉搏动消失，出现阿-斯综合征。

③ 最严重的致命性心律失常，如不能尽快终止发作，便会死亡。

④ 立即进行心肺复苏，以大于200J能量进行非同步直流电复律，挽救生命。

（四）读图实践

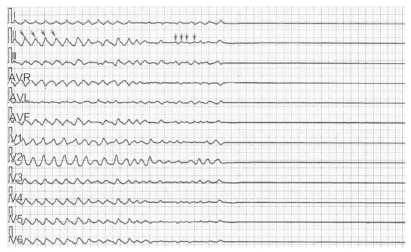

图6-60　心室扑动、颤动，心脏停搏

图6-60中，P-QRS-T波群消失，前半部分为心室扑动波，频率约215次/分。中间部分是大小不等且不匀齐的心室颤动波，频率＞300次/分。后半部分心脏停搏。

第四节　预激综合征

房室结的正常传导通路以外，还存在房室旁路，心房的冲动通过旁路传导，使心室或心室的某一部分提前激动，导致一系列特征性心电图改变，易并发快速性心律失常，称预激综合征。如只有特征性心电图改变，无快速性心律失常发作，则称为心室预激。

一、解剖基础和电生理特性

1. 旁路的解剖

房室结、希氏束、左右束支、浦肯野纤维是房室间的正常传导通路。1893年Kent提出房室间另有一肌束相连，后人称之为肯特（Kent）束。由普通的心肌细胞组成，其电生理特性与房室结明显不同。1931年James提出后结间束纤维并不是止于房室结顶部，而是绕行止于房室结的下部，称为詹姆斯（James）纤维，来自窦房结的激动可不经房室结而直接传入房室结下部的房室束，心电图表现短P-R间期，无预激波。Mahaim报告的连接房室结-房室束系统和室间隔顶部的特殊纤维，统称为马海姆（Mahaim）纤维（图1-4），可解释P-R间期正常，QRS波起始有δ波的变异型预激综合征。由于该束位于右侧，下传QRS波群类似左束支传导阻滞图形，马海姆纤维只有前传功能，没有逆传功能。

2. 电生理特性

① 传导速度快于房室结，可双向传导，是体表心电图P-R间期缩短和δ波的电生理基础。房室结传导速度慢（房室延搁），激动可沿传导速度快的旁路提前到达心室，P-R间期缩短。激动沿旁路预先到达心室，使心室肌提前缓慢除极形成δ波，在体表心电图表现为QRS波起始坡度较缓，而通过房室结、希-浦系统下传的激动，在心室内传导快，迅速除极心室，旁路下传与正常通路下传的激动分别除极心室的一部分。因此，δ波的大小取决于旁路与正常通路下传的时间差。差值越大，δ波越明显。如无δ波可能旁路无前传功能（隐匿性旁路），也可能为旁路前传

速度不快于正常通路（潜在性预激综合征）。典型预激综合征的QRS波是两条通路下传形成的融合波。

②其有效不应期随心率加快而缩短，常规心率下较房室结长。这是心房颤动伴预激综合征引起快心室率的原因。常规心率下旁路不应期长，是顺向型房室折返性心动过速发生率高的原因（如适时的房性早搏下传，旁路的不应期长，发生前传单向阻滞，激动通过正常通路下传，旁路逆传）。

③呈全或无传导，无自律性，无频率依赖性递减传导。不同于房室结的递减传导，可使快速的心房激动全部或大多数传入心室，引起快速心室率。

二、心电图特点

① P-R间期缩短，成人P-R间期 < 120ms。

② QRS波时限 > 100ms。可见预激波（δ波），即QRS波起始部有顿挫、增粗或出现切迹。

③ P-J间期仍然正常（≤260ms）。

④ 可有继发性ST-T改变。

三、分类

典型的预激综合征根据旁路是否有前传功能和心电图表现分为显性预激综合征、隐匿性旁路、间歇性预激综合征、潜在性预激综合征四类。

1. 显性预激综合征

具有上述心电图特征，可根据胸前导联的特征分为A、B、C三型。目前临床常用A型与B型诊断预激综合征（图6-61、图6-63）。

（1）A型预激综合征 V$_1$ ～ V$_6$导联预激波正向，QRS波以R型为主。旁路位于左侧。

（2）B型预激综合征 $V_4 \sim V_6$ 导联预激波与QRS波主波正向；$V_1 \sim V_3$ 导联预激波可正向也可负向，QRS波以S波为主。旁路位于右侧。

（3）C型预激综合征 为左侧旁路的一种亚型，此型预激综合征临床少见。

2. 隐匿性旁路

旁路只有逆传功能，无前传功能。心电图无心室预激表现，可参与形成顺向型房室折返性心动过速。

3. 潜在性预激综合征

旁路的前传速度不快于正常通路，但不代表无前传功能。伴心房颤动时，也可产生极快心室率。

4. 间歇性预激综合征

体表心电图可见δ波间歇出现，有δ波的QRS波群和无δ波的QRS波群相比，P-J间期一致（图6-62）。因为δ波是激动通过旁路提前到达心室预先激动一部分，相当于代替了PR段的一部分，心室除极结束的时间由正常通路下传主导，P-J间期代表心房除极开始至心室除极结束的时间。P-J间期不变，是与舒张晚期室性早搏鉴别的要点。

四、其他预激综合征

1. 短P-R间期综合征

心电图特点：

① P-R间期 < 110ms，多在 80 $\sim$ 100ms。

② QRS波时间正常。

③ 无预激波。

④ 无继发性ST-T改变。

⑤ P-J间期缩短。

2. 变异型预激综合征（Mahaim预激综合征）

心电图特点：
① 窦性心律的P-R间期≥120ms。
② QRS波起始有δ波，时限延长，呈左束支传导阻滞图形。

五、识图要点与技巧

① 旁道前传可引起向下的δ波，酷似异常Q波（图6-61），需要结合病史进行鉴别。

② 旁道前传可掩盖心肌梗死、心肌缺血、束支传导阻滞、心室肥厚的图形改变。

③ 间歇性预激综合征，有时很像舒张晚期室性早搏和间歇性束支传导阻滞，应注意鉴别（见第七章心室内传导阻滞中的鉴别诊断）。

④ 旁道参与折返形成房室折返性心动过速。

⑤ 激动经旁道逆传心房，落入心房易损期，与心房颤动发生有关。预激伴心房颤动，激动经旁路快速传入心室，可引起极快的心室率（图6-63），又可引发心室颤。

六、预激综合征伴发的快速心律失常

（1）房室折返性心动过速 见第二节室上性心动过速。

（2）心房颤动 旁路无递减传导且不应期随心率加快缩短，激动经旁路下传，QRS波宽大畸形，与正常通路下传形成不同程度的室性融合波，QRS波形态多变（图6-63）。合并房颤表现如下。

① P波消失，代之以f波。

② QRS波形可宽大畸形，形态多变，也可见窄QRS波延迟

出现（正常通路下传比例大）。

③ R-R 间距绝对不匀齐，心室率极快，有时心室率可 > 200 次/分。

④ R-R 间期 < 250ms 者，发生心室颤动的危险性高。

（3）短 P-R 间期综合征伴发的心律失常，并发心房扑动或心房颤动时，心室率更加快速，有引起猝死的危险性。单纯短 P-R 间期并不少见，多见于儿童及青少年，无室上速发作者仅描写短 P-R 间期即可。

（4）Mahaim 预激综合征伴发的心律失常，可参与形成逆向型房室折返性心动过速（旁路前传，房室结逆传）。

七、读图实践

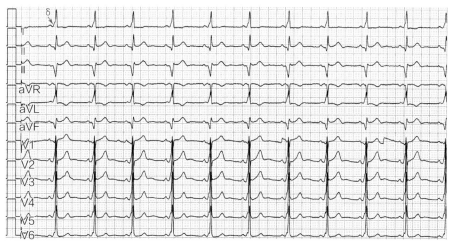

图6-61　心室预激

图6-61 中，窦性 P 波规律出现，P-R 间期 < 120ms，QRS 波起始粗钝，为 δ 波。Ⅱ、Ⅲ、aVF 导联 δ 波向下，酷似异常 Q 波。

诊断：①窦性心律；②心室预激。

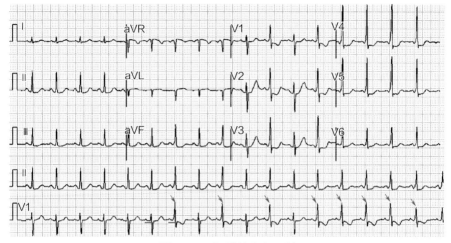

图6-62 间歇性心室预激

图6-62中，箭头所示QRS波宽大，与正常形态不同，P-R间期缩短，QRS波起始部可见δ波。与正常形态QRS波相比，P-J间期不变（横线所示）。

诊断：①窦性心律；②间歇性心室预激。

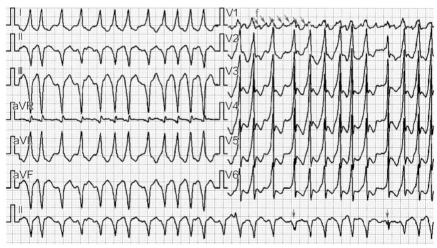

图6-63 A型心室预激伴房颤

图6-63中，宽QRS波心动过速，心室率绝对不匀齐，QRS波形态多变，可见窄QRS波延迟出现（直箭头所示）。窦性P波消失，V_1导联f波明显（斜箭头所示）。心室率约156次/分。

诊断：①心房颤动；②A型心室预激。

八、治疗

预激综合征诱发的快速性室上性心律失常可以根治。射频消融治疗预激综合征是近年来治疗难治性快速性心律失常的首选方法。

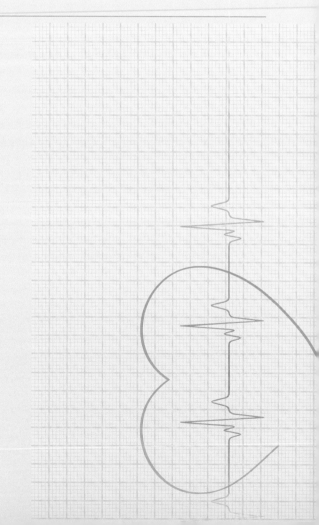

第七章

缓慢性心律失常

导致缓慢性心律失常的原因，包括窦房结功能受损，引起窦性心律缓慢、窦性停搏；其次是房室传导阻滞，窦性激动不能下传心室，也会造成心室率缓慢。正常情况下窦房结以外的起搏细胞被抑制，自律性不显现出来，当心室率减慢时，潜在的起搏点被动地发放冲动，称为逸搏。缓慢性心律失常容易伴有逸搏的出现，这是对心脏的一种保护。

第一节　窦房结自律性异常

窦房结自律性异常主要包含窦性心动过缓、窦性心律不齐、窦性停搏、窦房结内游走心律，本节着重阐述窦性心动过缓、窦性停搏。

一、窦性心动过缓

（一）定义

窦房结发放冲动的频率低于正常的下限。

（二）心电图特点

窦性心律，频率 < 60次/分，常伴有窦性心律不齐（图7-1）。

（三）识图要点与技巧

窦性心动过缓比较容易识别，但是下面几种情况要引起注意。

① 显著窦性心动过缓，应注意与2：1窦房/房室传导阻滞相鉴别，有时P波落到T波后，视觉会产生错觉，而漏诊（图7-2、图7-3）。

② 连续未下传的房性早搏二联律在心电图上有时会被误认为是窦性心动过缓，但仔细观察可在ST段或T波上找到重叠其

中的异位P波（图7-4）。

③ 注意与房性逸搏心律鉴别，房性逸搏心律P′波形态与窦性P波不同，主要看Ⅱ、V_1导联（图7-5）。

（四）读图实践

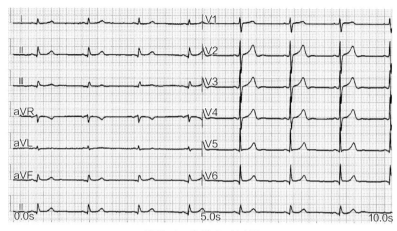

图7-1　窦性心动过缓

图7-1中，窦性P波规律出现，其后跟随QRS波群，P-R间期正常，心率45次/分。

诊断：窦性心动过缓。

（五）鉴别诊断

1. 显著窦性心动过缓与2∶1窦房/房室传导阻滞相鉴别

鉴别要点：①2∶1窦房传导阻滞，窦性激动在窦房结传导1次，阻滞1次，心率减慢1倍，长时间心电图记录可发现突然出现心率减慢，长P-P间期为短P-P间期的2倍，显著窦性心动过缓表现持续心率缓慢，无上述特点。②2∶1房室传导阻滞，窦性激动在房室结传导1次，阻滞1次，仔细观察长P-P的中间部位，T波附近，可找到窦性P波。

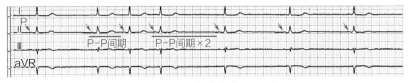

图7-2　二度窦房传导阻滞

图7-2中，窦性P波（箭头所示），可见两种P-P间期，长P-P间期为短P-P间期的2倍。短P-P间期为心脏的基本节律，长P-P间期为二度窦房传导阻滞，脱落一个P-QRS-T引起。长P-P间期的心率为35次/分，如无短P-P间期对比，与显著的窦性心动过缓鉴别困难。当出现40次/分以下的窦性心动过缓应长时间记录心电图或动态心电图检查，明确诊断。

诊断：窦性心律，二度窦房传导阻滞呈2：1传导。

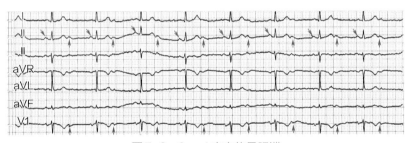

图7-3　2：1房室传导阻滞

图7-3中，窦性P波规律出现（斜箭头所示），心室率52次/分。仔细观察，在T波后可见窦性P波（直箭头所示），同步Ⅱ、V₁导联较为清晰。P-P间期规律，箭头所示，窦性心率104次/分。

诊断：①窦性心动过速；②2：1房室传导阻滞。

2. 窦性心动过缓与未下传的房性早搏相鉴别

鉴别要点：ST-T中有无隐藏的P'波。房性早搏伴未下传连续出现时，与窦性心动过缓鉴别困难，但房早未下传时ST-T中可发现提前出现的异位P'波。显著窦性心动过缓时应仔细观察ST-T波形的改变，是否有隐藏P'波。

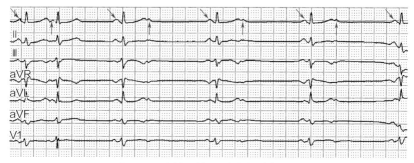

图7-4 房性早搏二联律有时未下传

图7-4中，窦性P波规律出现（斜箭头所示），R2为房性早搏，P′波（直箭头所示）重叠于T波终末，R3、R4、R5后可见T波变形，未下传心室，为房性早搏未下传。如无R2对比易误诊为窦性心动过缓。显著窦性心动过缓时应仔细观察ST-T中有无隐藏P′波。

诊断：①窦性心律；②频发房性早搏呈二联律，有时未下传。

3. 窦性心动过缓与房性逸搏心律相鉴别

鉴别要点：房性逸搏心律，频率50～60次/分，P′波形态与窦性P波不同，起源于心房下部的逸搏心律，P′波方向与窦性

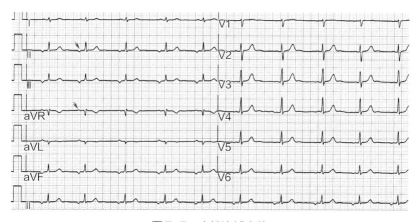

图7-5 房性逸搏心律

P波正好相反。对于P波形态不确定，可长时间心电图记录，或与既往心电图对比。

图7-5中，Ⅱ、Ⅲ、aVF导联P′波倒置，aVR导联P′波直立，P′波形态与窦性P波不同，每个P′波后跟随QRS波，P′-R间期>120ms，频率58次/分，为起源于心房的房性逸搏心律。产生原因可能为窦房结自律性降低，导致窦房结失去主导地位，下级起搏点的自律性显现。

诊断：房性逸搏心律。

二、窦性心律不齐

（一）定义

窦房结发放冲动不匀齐，在静息心电图记录中，窦性长P-P间期与最短P-P间期相差达到120ms以上，称为窦性心律不齐。

呼吸性窦性心律不齐（屏气时心律不齐消失），常见于正常健康人群。非呼吸性窦性心律不齐，多见于有冠心病、心肌梗死等病史的老年患者。

（二）心电图特点

窦性心律的最长P-P间期与最短P-P间期相差120ms以上（图7-6）。

（三）识图要点与技巧

与窦性心律不齐容易混淆的有以下几种情况。

（1）与房性早搏的鉴别　窦性心律不齐为窦性P波，P波的形态是一致的，易受呼吸影响，屏气时心律不齐暂时消失，房性早搏有提前出现的P′波与窦性P波不同，与呼吸无关（图7-7）。

（2）与房颤的鉴别　有些房颤的f波不明显，容易与窦性心律不齐混淆，当心电图中没有确定的窦性P波时，且存在明显心律不齐时，应高度怀疑有房颤可能。窦性心律不齐在QRS波前均可见明确的窦性P波，且P-R间期固定。必要时结合病史和既往心电图可做出正确诊断（图7-8）。

（3）与二度Ⅰ型窦房传导阻滞的鉴别　二度Ⅰ型窦房传导阻滞时心电图表现为P-P间期长短短重复出现的规律性。窦性心律不齐是随机出现的，无规律性（图7-9）。

（四）读图实践

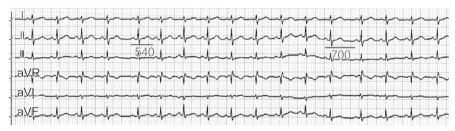

图7-6　窦性心律不齐

图7-6中，窦性P波形态一致，P-R间期固定。长P-P间期与短P-P间期相差160ms。

诊断：窦性心律不齐。

（五）鉴别诊断

1. 窦性心律不齐与房性早搏

鉴别要点：房性早搏的P′波与窦性P波形态不同，提前出现、其后大多可见代偿间期。窦性心律不齐的窦性P波形态一致。

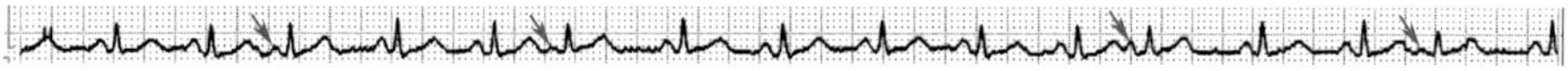

图7-7　房性早搏

图7-7中，箭头所示P波形态明显不同，提前出现，其后有较长的代偿间期。

2. 窦性心律不齐与心房纤颤

鉴别要点：当房颤波不明显时，易误诊为窦性心律不齐，但窦性心律不齐时在QRS波前可找到确定的窦性P波，且有固定的P-R间期，房颤不具备此特点。

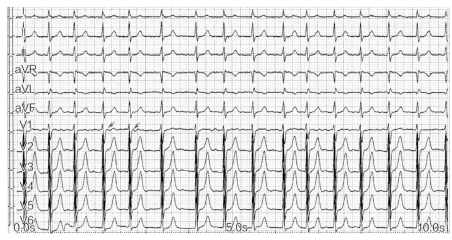

图7-8　心房颤动

图7-8中，R-R间期不匀齐，QRS波前无固定P-R间期的窦性P波。在V₁导联可见有细小的f波。R4、R5可见f波与QRS波叠加形成伪r′波（箭头所示）。房颤波不明显时，可观察QRS波群的起始和终末，出现伪q波、r′波等。

诊断：心房颤动。

3. 窦性心律不齐与二度 I 型窦房传导阻滞

二度 I 型窦房传导阻滞的P-P间期存在逐渐缩短、突然延长的规律，且周而复始。窦性心律不齐无规律性。

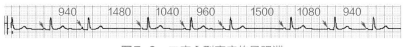

图7-9　二度 I 型窦房传导阻滞

图 7-9 中，窦性 P 波（箭头所示），P-P 间期逐渐缩短又突然延长，且重复出现。

诊断：二度 I 型窦房传导阻滞。

三、窦性停搏

（一）定义

窦房结在一个或多个心动周期中不产生冲动，以致不能激动心房或整个心脏，又称为窦性静止。

（二）心电图特点

出现长 P-P 间期，P-P 间期常大于 2000ms，长 P-P 间期与短窦性 P-P 间期之间无倍数关系（图 7-11）。

（三）识图要点与技巧

窦性停搏要注意下列情况。

（1）与房性早搏未下传鉴别　出现超过 2000ms 的长窦性 P-P 间期，注意长 P-P 间期中的 ST-T 内有无隐藏的 P′ 波，与房性早搏未下传鉴别。

（2）与二度 II 型窦房传导阻滞鉴别　注意长 P-P 间期是否为窦性 P-P 间期的整数倍，如为整数倍则为二度 II 型窦房传导阻滞（图 7-10、图 7-12）。

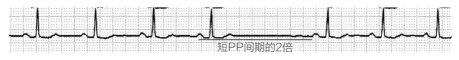

短PP间期的2倍

图 7-10　二度 II 型窦房传导阻滞

（3）长 P-P 间期内可无任何心搏，也可见逸搏。根据逸搏的 QRS 波形态、逸搏的频率判定其起源。交界性逸搏多见。

（四）读图实践

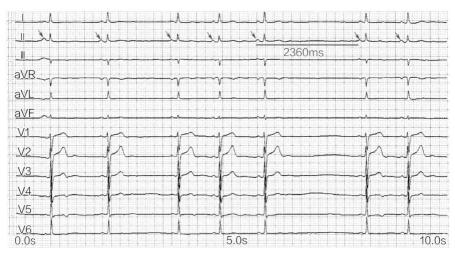

图7-11　窦性停搏

图7-11中，窦性P波（箭头所示）不规律，P-P间期差异较大，频率约42次/分。每个窦性P波跟随QRS波，P-R间期固定。最长P-P间期2360ms，与短P-P间期无倍数关系。

诊断：①窦性心动过缓并窦性心律不齐；②窦性停搏。

（五）鉴别诊断

1. 窦性停搏与房早未下传鉴别

见图7-4。

2. 窦性停搏与二度Ⅱ型窦房传导阻滞的鉴别

鉴别要点：窦性停搏长P-P间期与窦性P-P间期无倍数关系，窦房传导阻滞长P-P间期是短P-P间期的整数倍。

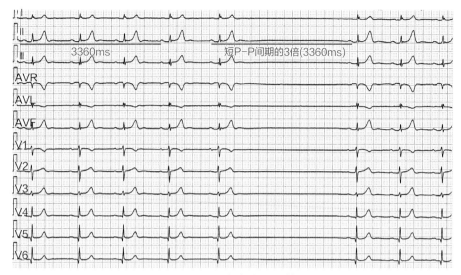

3360ms　　　　　　　　　短P-P间期的3倍(3360ms)

图7-12　窦房传导阻滞

图7-12中，长P-P间期为短P-P间期的3倍，长P-P间期中脱落了2个P-QRS-T波。

诊断：高度窦房传导阻滞。

四、窦房结内游走心律

（一）定义

窦房结内起搏点不在同一部位，在头、体、尾之间游走。冲动起源于头部时，P波较高、频率较快；起源于尾部时，P波较低、频率较慢。P波形态有差异，但方向不变，常伴心律不齐。

（二）心电图特点

① 窦性P波，P-R间期均 > 120ms，可略有差异。
② 窦性心律不齐，P-P间期互差120ms以上，在同一导联中P波形态、振幅随着心律快慢变化出现高低不同的变化，但方向不变（图7-13）。

（三）其他常见的游走心律

窦房结至房室交界区游走心律。可见P波方向改变，Ⅱ导联见P波由高、低、倒置、低、高。可有心律不齐，P-P间期互差120ms以上，在同一导联中P波形态、振幅和方向随着心律快慢逐渐改变，P-R间期略有不同。如倒置P波的P-R间期≥120ms，为游走至心房；如＜120ms则游走至房室交界区（图7-14）。这与起源于心房、房室交界区心搏特点一致。

（四）读图实践

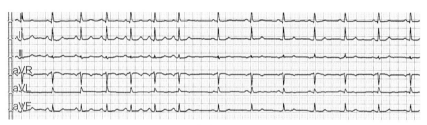

图7-13　窦房结内游走心律

图7-13中，心律不齐，Ⅱ导联见P波形态改变、方向不变，高、低、高。

诊断：窦房结内游走心律。

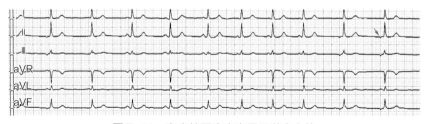

图7-14　窦房结至房室交界区游走心律

图7-14中，心律不齐，Ⅱ导联见P波形态改变，倒置、低、高、低、倒置，箭头所示P波倒置，且P-R间期＜120ms。

诊断：窦房结至房室交界区游走心律。

（五）临床意义

窦性心律不齐和窦房结游走心律未同时合并显著窦性心动过缓、长间歇，一般无重要临床意义，无需特殊处理。

第二节　病态窦房结综合征

一、定义

病态窦房结综合征简称病窦综合征（SSS），是由窦房结及其邻近组织病变引起窦房结起搏功能和（或）窦房传导功能障碍，从而产生多种心律失常和临床症状的一组综合征。病窦综合征时，除窦房结的病理改变外，还可合并心房、房室交界处及心脏全传导系统的病理改变，可导致双结病变，同时累及左、右束支时又称为全传导系统病变。

二、心电图表现

① 严重的窦性心动过缓（心率小于40次/分）。

② 显著窦性心律不齐。

③ 窦房传导阻滞，窦性停搏。

④ 过缓的交界性/室性逸搏及逸搏性心律（图7-16）。

⑤ 慢-快综合征，在缓慢心率基础上，出现阵发性室上性心动过速、房颤、房扑等心动过速发作（图7-15），终止时常出现较长的窦性停搏（图7-16）。

⑥ 出现不同程度的房室传导阻滞或室内传导阻滞。

如果出现以上心电图表现，建议24h动态心电图检查或心脏电生理检查。动态心电图有可能在24h内记录到SSS的多种特征性心电图表现。

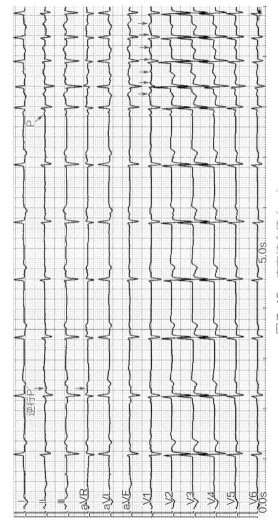

图7-15 病窦综合征（一）

图7-15中，R1～R6其前无窦性P波，其后可见逆行P'波，R-P'间期<200ms，频率53次/分，为交界性逸搏心律，R7前有窦性P波，R8～R10前可见异位P'波（直箭头所示），房室传导比例2：1，心房率约230次/分，主导心率为交界性逸搏，随之出现房性心动过速，符合慢-快综合征表现。

诊断：①窦性心律；②交界性逸搏心律；③房性心动过速2：1下传心室；④提示窦房结功能减退。

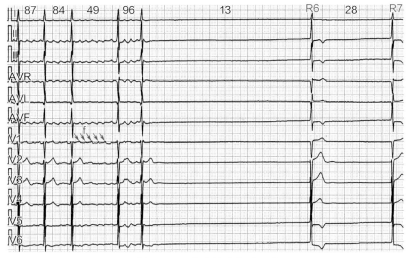

图7-16 病窦综合征（二）

图7-16中，心房颤动停止后，出现约4500ms的长R-R间期，为窦性停搏、心室停搏。R6、R7形态正常，延后出现，其前无异位P′波，为过缓的交界性逸搏。本例考虑窦房结功能减退所致，符合病窦综合征心电图表现。

诊断：①心房颤动；②窦性停搏、心室停搏；③过缓的交界性逸搏；④提示窦房结功能减退。

四、临床意义

① 轻微的窦性心动过缓、窦性心律不齐、游走性心律常见于正常人，属生理现象，无重要的临床意义。

② 明显的窦性心动过缓、显著的窦性心律不齐、二度Ⅱ型窦房传导阻滞、窦性停搏要引起警惕，需要详细询问病史进一步做动态心电图排除病窦综合征。

③ 病窦综合征多以心率缓慢所致脑、心、肾等脏器供血不足为主要表现，严重者可引起短暂黑矇、晕厥或阿-斯综合征发

作，心脏停搏3s以上，有明显症状者，应根据心律失常的类型选择安装不同类型的心脏起搏器。

第三节　逸搏与逸搏心律

窦房结自律性受损，发放冲动缓慢，或传导阻滞时窦房结发出的冲动被阻断，这时潜在起搏点失去抑制，自律性得以显现，称为逸搏，连续三次以上的逸搏称逸搏心律。逸搏是与早搏相对而言的，一般发生在心脏病理情况下，是对心脏的一种保护，一旦窦房结有病变，出现窦性停搏，如果没有逸搏的出现，心脏就会出现全心停搏，心室没有电活动，也就没有机械收缩，会发生心源性猝死。

根据逸搏出现的位置不同，分房性逸搏、交界性逸搏、室性逸搏，一般房性逸搏和交界性逸搏的频率为40～60次/分，室性逸搏的频率为20～40次/分。逸搏及逸搏心律按起源部位分为房性、交界性、室性逸搏及逸搏心律，其中交界性逸搏及逸搏心律最常见。

一、房性逸搏与房性逸搏心律

1. 房性逸搏

① 延迟出现的单次或成对的房性搏动，P′波形态与窦性P波不同。P′-R间期 > 120ms，QRS波多呈室上性。

② 逸搏周期一般为1000～1200ms，频率为50～60次/分。

2. 房性逸搏心律

① 房性逸搏连续出现3次或3次以上（图7-17）。

② 心率50～60次/分，可伴或不伴窦性心律。

二、交界性逸搏与交界性逸搏心律

1. 交界性逸搏

① 延迟出的异位激动为交界性。逆行P′波可表现为下列三种情况之一：逆行P′波可在QRS波之前，P′-R间期 < 120ms；逆行P′波可在QRS波之中，难以发现（图7-18）；逆行P′波可在QRS波之后，R-P′间期 < 200ms（图7-15）。

② 逸搏周期一般为1000 ～ 1500ms，频率为40 ～ 60次/分。

2. 交界性逸搏心律

① 交界性逸搏连续出现3次或3次以上（图7-19）。

② 心率在40 ～ 60次/分，可伴或不伴窦性心律竞争。

三、室性逸搏与室性逸搏心律

1. 室性逸搏

① 延迟出现的宽大畸形QRS波，其前无相关性P波。

② 逸搏频率为20 ～ 40次/分（图7-22）。

2. 室性逸搏心律

① 室性逸搏连续出现3次或3次以上。

② 心室节律20 ～ 40次/分，节律可规则。

四、识图要点与技巧

（1）房性、交界性、室性逸搏的鉴别　见表7-1。

表7-1　各部位逸搏的心电图特点

逸搏类型	频率	特点
房性逸搏	50 ～ 60次/分	有P′波，但是P′波形态与窦性P波不同
交界性逸搏	40 ～ 60次/分	P′波与QRS波分三种情况，一般无P′波较多
室性逸搏	20 ～ 40次/分	QRS波宽大畸形，其前无相关性P波

（2）逸搏频率的范围　如低于其自主频率时，称为过缓的逸搏心律（图7-17、图7-18、图7-21）。发生在长间歇后的逸

搏，根据频率和心电图特点，确定部位和性质。

（3）房室传导阻滞时，心室率缓慢，较易出现各种逸搏及逸搏心律。此时，心房由窦房结控制，心室由逸搏控制，可见P波下传受阻（图7-19），心房率远远大于心室率。

（4）交接区位于房、室之间，位置特殊，有时交界区可与窦房结几乎同时发出冲动，窦房结发出冲动除极心房，交界区发出的冲动控制心室，形成房室干扰脱节，窦性P波在QRS波前时，P-R间期可缩短。这时的P-R间期不是代表心房到心室的传导时间，是表示两个激动重叠在一起了。

（5）如房颤原本不规整的心律变为缓慢而匀齐，提示发生了房室传导阻滞，f波无法下传心室，心室由逸搏控制（图7-21）。

五、读图实践

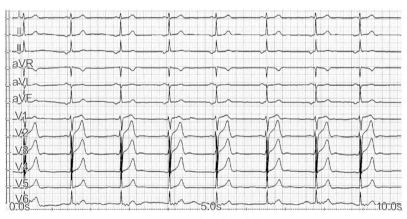

图7-17　房性逸搏心律

图7-17中，图中P′波与窦性P波不同，P′-R间期 > 120ms，频率48次/分，低于心房自主心律，为过缓的房性逸搏心律，考虑窦房结功能异常。

诊断：过缓的房性逸搏心律，提示窦房结功能异常，建议动态心电图进一步检查。

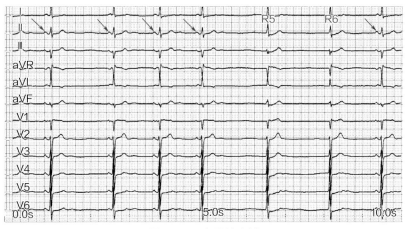

图7-18 交界性逸搏

图7-18中，窦性P波（箭头所示）不规律，P-P间期差异较大。其中R5、R6延迟出现，QRS波不宽大畸形，其前未见P波，心率38次/分，低于交界区自主频率，为过缓的交界性逸搏。R5、R6的P′波位于QRS波之中，在V₁导联QRS波终末可见伪r′波。

诊断：①窦性心动过缓并窦性心律不齐；②过缓的交界性逸搏；③提示窦房结功能异常，建议动态心电图检查。

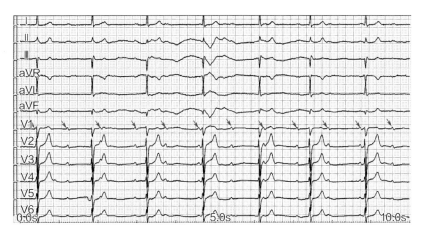

图7-19 交界性逸搏心律

图7-19中，窦性P波规律出现（斜箭头所示），频率70次/分。QRS波不宽，基本匀齐，频率43次/分。R1～R5：P-R间期不一致，P波不能下传心室，为房室传导阻滞。R6略提前出现，为窦性P波下传夺获心室，除R6外，其他QRS波群逸搏间期一致，为交界性逸搏。

诊断：①窦性心律；②几乎完全性房室传导阻滞；③交界性逸搏心律；④窦性夺获。

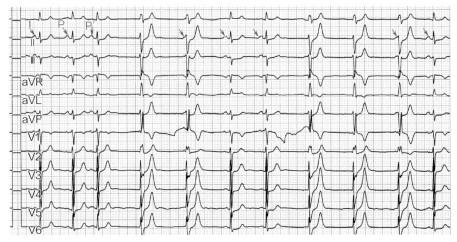

图7-20　加速性室性自主心律

图7-20中，窦性P波（斜箭头所示）不规律，P-P间期互差120ms以上，窦性心律不齐。出现长P-P间期，不排除其间有窦性P波落入R4、R8、R9之中而无法找到。长P-P间期中可见宽大畸形的心搏，其前无相关性P波，为室性逸搏，室性逸搏频率56次/分，超过心室自主频率，为加速性室性自主心律。

诊断：①窦性心律不齐（长P-P间期提示可能存在窦性停搏）；②房性早搏；③室性逸搏及加速性室性自主心律。

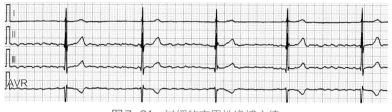

图7-21 过缓的交界性逸搏心律

图7-21中，窦性P波消失，代之以大小不等的f波，R-R间期匀齐，频率34次/分。QRS波不宽，来源于交界区，为过缓的交界性逸搏心律。心房由f波控制，心室由交界性逸搏控制，房室分离。

诊断：①心房颤动；②三度房室传导阻滞；③过缓的交界性逸搏心律。

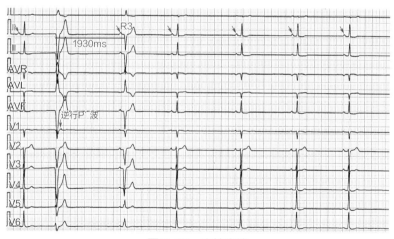

图7-22 室性逸搏

图7-22中，窦性P波（斜箭头所示）缓慢且P-P间期差异较大，窦性心动过缓并心律不齐。R1、R4、R5、R6、R7形态正常，且P-R间期一致，为窦性P波下传心室引起。R2提前出现，宽大畸形，其前无相关性P波，V₁导联R2的ST段上可见P波，同步Ⅱ导联倒置，为逆行P′波。R3形态异于正常，P-R间期缩短，P波

与 QRS 波无关，逸搏间期 1930ms，频率 31 次 / 分，为室性逸搏。

主要诊断：①窦性心动过缓并心律不齐；②室性早搏伴逆行心房传导；③室性逸搏。

六、鉴别诊断

与加速性房性/交界性自主心律鉴别。当房性或交界区的异位起搏点自律性轻度增高，连续出现3次或3次以上，称为加速性房性/交界性自主心律，频率多在70～130次/分。这是由于异位起搏点主动加速，超过窦房结成为主导节律，此时窦性心律被异位心律抑制，有时可与窦性心律竞争。房性或交界性逸搏心律多是因为窦房结功能减退等，异位起搏点失去抑制而被动显现，频率低于60次/分。

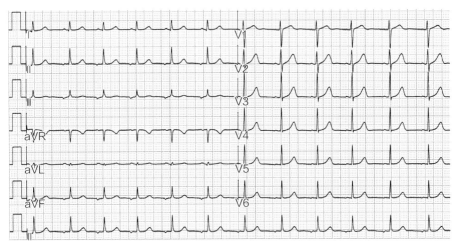

图7-23　加速性房性自主心律

图7-23中，P′波异于窦性P波，P′-R间期 > 120ms，频率72次/分，心房异位起搏点自律性增高，超过窦房结成为主导节律。

诊断：加速性房性自主心律。

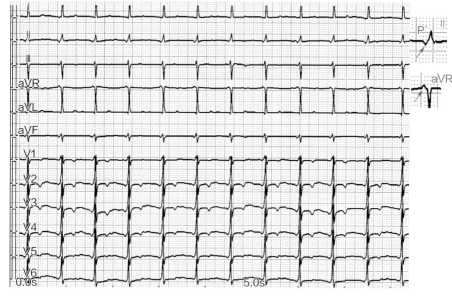

图7-24　加速性交界性自主心律

图7-24中，P'波位于QRS波之前，Ⅱ导联倒置，aVR导联直立，为逆行P波，P'-R间期 < 120ms，频率80次/分。

诊断：加速性交界性自主心律。

七、临床意义

① 房性或交界性逸搏心律的出现多是因为窦房结功能减退或房室传导阻滞等，异位起搏点失去抑制而被动显现出来。

② 室性逸搏及逸搏心律发生时，多提示预后严重。室性起搏点越低，频率越慢，QRS波越宽大，自律性越不稳定，危险性越高，越容易发生心室停搏，需及时安装心脏起搏器。

第四节　窦房传导阻滞

一、定义

系因窦房结周围组织病变，使窦房结发出的激动传出到达心房的时间延长或不能传出，导致心房、心室停搏。窦房传导阻滞按其阻滞的程度分一度、二度、三度，体表心电图仅能诊断二度窦房传导阻滞。

窦房结激动在体表心电图中无法体现，但可以通过窦性P波的规律推测窦房结传导情况，一度窦房传导阻滞体表心电图无法诊断，三度窦房传导阻滞时窦性P波消失，将会出现房室交界区的异位心律。只有二度窦房传导阻滞的心电图特征明显，窦房传导中断时P-QRS-T波脱落，表现长P-P间期，且与短P-P间期呈倍数关系。

二、心电图特点

① 二度Ⅰ型窦房传导阻滞表现为P-P间期进行性缩短，直至出现长间歇，即文氏现象（图7-25）。

② 二度Ⅱ型窦房传导阻滞在规律的窦性P-P中突然出现一长间歇，长P-P间期与短P-P间期呈倍数关系（图7-10、图7-12、图7-26）。

三、识图要点与技巧

窦房传导阻滞主要与下列情况相鉴别。

（1）与窦性停搏鉴别　窦性停搏长P-P间期与短窦性P-P周期之间无倍数关系（图7-27），二度Ⅱ型窦房传导阻滞时长P-P间期与窦性P-P周期有倍数关系。

（2）与窦性心律不齐鉴别　二度Ⅰ型窦房传导阻滞，P-P间期有长短短规律，重复出现，窦性心律不齐P-P不规整无规律，多随呼吸而变化（图7-28）。

（3）与房室传导阻滞鉴别　窦房结与心房之间冲动传导异常，称窦房传导阻滞。心房与心室之间冲动传导异常，称房室传导阻滞（其心电图特点见表7-2）。

表7-2　窦房与房室传导阻滞的特点

类型	机制	心电图特点
窦房传导阻滞	窦房结至心房（P）传导障碍	脱落 P-QRS-T，表现长 P-P 间期或长短短规律
房室传导阻滞	心房（P）至心室（QRS）传导障碍	P 波正常，脱落 QRS 波，阻滞程度不同，心电图表现不同

四、读图实践

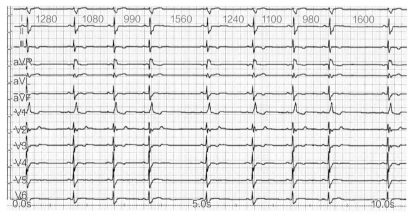

图7-25　二度Ⅰ型窦房传导阻滞

图7-25中，P波形态一致，为窦性P波。P-P间期逐渐缩短又突然延长，并周而复始。QRS波宽大畸形，符合右束支传导阻滞图形。

诊断：①窦性心律；②二度Ⅰ型窦房传导阻滞；③完全性右

束支传导阻滞。

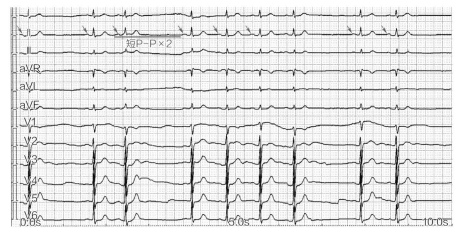

图7-26　二度Ⅱ型窦房传导阻滞

图7-26中，窦性P波（箭头所示），可见长P-P间期，短P-P间期，短P-P间期一致，为窦性心律，频率约75次/分，长P-P间期为短P-P间期的2倍。长P-P间期内未见窦性P波（可排除二度房室传导阻滞），ST-T中未见叠加P′波（可排除房性早搏未下传）

诊断：①窦性心律；②二度Ⅱ型窦房传导阻滞。

五、鉴别诊断

1. 窦性停搏与二度Ⅱ型窦房传导阻滞的鉴别

鉴别要点：窦性停搏长P-P间期与窦性P-P间期无倍数关系，窦房传导阻滞长P-P间期是短P-P间期的整数倍。

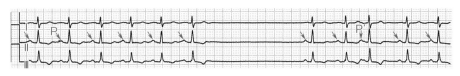

图7-27　窦性停搏

图7-27中，窦性P波（斜箭头所示），出现2800ms的长P-P间期。长P-P与短P-P无倍数关系。

诊断：①窦性心律，窦性停搏；②房性早搏。

2. 二度Ⅰ型窦房传导阻滞与窦性心律不齐鉴别

鉴别要点：二度Ⅰ型窦房传导阻滞的P-P间期存在逐渐缩短，突然延长的规律，且周而复始。窦性心律不齐无规律性。

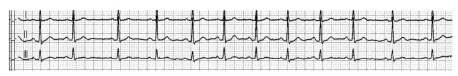

图7-28　窦性心律不齐

图7-28中，窦性P波不规律，P-P间期互差＞120ms。无逐渐缩短、突然延长的规律。

诊断：窦性心律不齐。

3. 二度窦房传导阻滞与二度房室传导阻滞

鉴别要点：窦房传导阻滞与房室传导阻滞都有长R-R间期，都可引起心室停搏，但房室传导阻滞有P波，脱落的是QRS波群，窦房传导阻滞脱落的是P-QRS-T波。

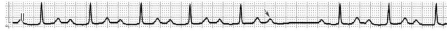

图7-29　二度Ⅱ型房室传导阻滞

图7-29中，窦性P波规律出现，长R-R间期内，按照窦性周期（P-P间期）测量，可找到窦性P波，表明心房激动下传心室受阻，二度Ⅱ型房室传导阻滞。

诊断：①窦性心律；②二度Ⅱ型房室传导阻滞。

第五节　房室传导阻滞

一、定义

房室传导阻滞是冲动在房室传导过程中受到阻滞，是指房室传导系统某个或多个部位的不应期异常延长，冲动自心房向心室的传导过程中出现传导延缓或中断的现象。表现为房室传导关系改变，分一度、二度、三度房室传导阻滞。

二、传导阻滞的部位

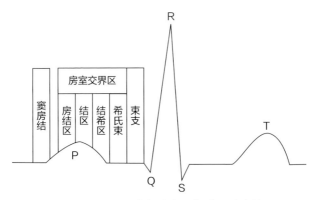

图7-30　传导系统与心电图各波段对应关系

心电图中P波代表心房除极波，QRS波代表心室除极波。传导系统与心电图各波段对应关系见图7-30：①窦房结代表窦房结发出激动通过窦房交界区传入心房。②房室交界区代表房室结近端经过房室结到希氏束激动的时间。传导正常则P-R间期正常；传导延缓则P-R间期延长；传导中断则无法激动左、右束支，QRS波脱落。③束支代表左、右束支至心室肌的激动时间。单侧传导异常时QRS波宽大畸形；双侧同时传导中断时QRS波脱落。

发生于房室交界区及束支的传导阻滞都可导致房室传导异常，我们通常分为希氏束分叉以上和分叉以下的传导阻滞。本节学习的目的是能够判断房室传导阻滞的程度和大体部位。

三、心电图诊断

（一）一度房室传导阻滞

房室传导时间延长，但每个心房激动都可下传心室。影响房室传导时间的部位可分为心房内、房室结、希氏束、希氏束分叉以下，房室结内常见。具体部位需要电生理检查确定。

心电图表现：每个P波后跟随QRS波群，P-R间期≥210ms且固定。QRS波形态大多正常（图7-32）。

（二）二度房室传导阻滞

部分P波不能下传心室，出现QRS波脱落。分为二度Ⅰ型和二度Ⅱ型。

1. 二度Ⅰ型房室传导阻滞（文氏现象）

传导时间逐渐延长，延长增量逐渐减小，直至传导中断，周而复始。二度Ⅰ型房室传导阻滞多发生于房室结。

心电图表现：①P-R间期逐渐延长，延长增量逐渐减小，因此R-R间期逐渐缩短，直至P波下传受阻（QRS波脱落），QRS波群大多正常。②最长R-R间期 < 最短R-R间期的2倍（图7-31、图7-33）。

2. 二度Ⅱ型房室传导阻滞

心电图表现：①P-R间期固定，可正常或延长。②突然出现一个QRS波脱落。③最长R-R间期 = 最短R-R间期的2倍（图7-34）。

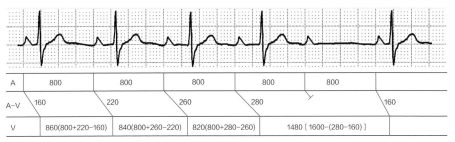

A	800	800	800	800	800
A-V	160	220	260	280	160
V	860(800+220-160)	840(800+260-220)	820(800+280-260)	1480 [1600-(280-160)]	

图7-31　二度Ⅰ型房室传导阻滞图解

图7-31中，最长R-R间期等于2倍的P-P间期减去P-R间期的总增量，而最短的R-R间期等于P-P间期加最小增量。最长R-R间期小于2倍的P-P间期，最短的R-R间期大于P-P间期。因此最长R-R间期<最短R-R间期的2倍。

3. 2∶1房室传导阻滞

心电图表现：①P-R间期固定。②半数P波下传心室，半数P波阻滞未下传心室（传一脱一现象）。③多表现心室率缓慢（图7-35）。

4. 高度房室传导阻滞

心电图表现：①P-R间期固定。②连续≥2个P波阻滞未下传心室（图7-36）。

5. 几乎完全性房室传导阻滞

心电图表现：多数P波不能下传，仅有个别激动下传心室（图7-37）。

（三）三度房室传导阻滞（完全性房室传导阻滞）

因病变部位的有效不应期显著延长，致使所有心房激动无法下传心室，发生完全性房室分离。阻滞部位可位于房室结、希氏束、左右束支。阻滞部位越低，逸搏频率越低，QRS波宽大，逸搏稳定性差，危害及预后越差。

心电图表现：①心房率远大于心室率。②P-R间期不固定（表明心房与心室激动无关），R-R间期匀齐，呈缓慢的逸搏心律。③如阻滞部位在希氏束分叉以上，逸搏频率40～60次/分，QRS波形态正常（图7-38）。如阻滞部位在希氏束分叉以下，逸搏频率<40次/分，QRS波宽大畸形（图7-39）。

（四）房室传导阻滞的程度及心电图表现

见表7-3。

表7-3　房室传导阻滞程度及心电图表现

传导阻滞		P波与QRS关系	特点
一度		P波均能下传	P-R间期固定≥210ms
二度	Ⅰ型	有P波未下传	P-R间期逐渐延长直至脱落
	Ⅱ型	有P波未下传	P-R间期固定，突然出现P波脱落
	2：1	有P波未下传	传一脱一
	高度	有P波未下传	连续两个P波非干扰性未下传
	几乎完全	多数P波不能下传	偶有P波下传
三度	完全性AVB	所有P波都不能下传	P-R间期不固定，房室分离

四、识图要点与技巧

（1）一度房室传导阻滞　比较容易识别，无QRS波群的脱落，仅表现P-R间期的延长（图7-32）。

（2）二度房室传导阻滞　分5种类型（表7-3），应根据各自特点诊断。完全性房室传导阻滞室率是匀齐的，当QRS波稍提前出现，其前有相关窦性P波，为几乎完全性房室传导阻滞的表现（图7-37）。

（3）三度房室传导阻滞　表现心室率匀齐、缓慢，心房率规整，心房率明显快于心室率（图7-38），P-R间期不固定，房室分离。主导心律是缓慢的逸搏心律，根据逸搏的频率及QRS

波形态可初步判断阻滞位置。

（4）心房颤动、扑动时，发生三度房室传导阻滞，心室由逸搏控制，表现心室率缓慢而匀齐，提示房室分离（图7-39）。

（5）完全性房室分离还可见于干扰性房室脱节，此时心室率≥心房率（详见鉴别诊断图7-40、图7-41）。

（6）二度以上的房室传导阻滞因出现P波脱落，一般会出现交界性逸搏，逸搏与窦性P波会产生干扰，使识别、诊断变得复杂，建议从简单、典型的图形学起。

五、读图实践

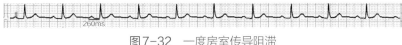

图7-32　一度房室传导阻滞

图7-32中，窦性P波规律出现，频率62次/分。每个窦性P波后跟随QRS波，P-R间期260ms，P-R间期固定。

诊断：①窦性心律；②一度房室传导阻滞。

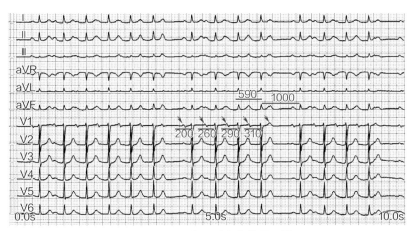

图7-33　二度Ⅰ型房室传导阻滞

图7-33中，窦性P波规律出现（斜箭头所示），频率约

105次/分。P-R间期逐渐延长、延长增量逐渐减少,R-R间期逐渐缩短,最长R-R间期<2倍的最短R-R间期。P7、P12、P17后无QRS波,房室传导中断。

诊断:①窦性心动过速;②二度Ⅰ型房室传导阻滞。

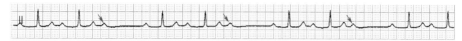

图7-34　二度Ⅱ型房室传导阻滞

图7-34中,窦性P波规律出现,P-R间期延长、恒定,箭头所示P波下传心室受阻,QRS波脱落。房室传导比例为3∶2。

诊断:①窦性心律;②二度Ⅱ型房室传导阻滞。

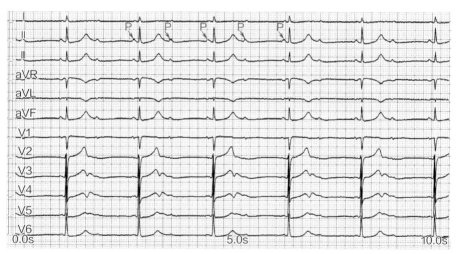

图7-35　二度房室传导阻滞2∶1传导

图7-35中,窦性P波规律出现(斜箭头所示),频率约72次/分。半数P波下传心室其P-R间期固定,半数P波阻滞未下传。心室率约36次/分。

诊断:①窦性心律;②二度房室传导阻滞2∶1传导。

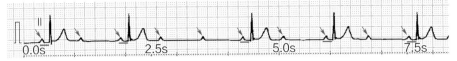

图7-36　高度房室传导阻滞

　　图7-36中，窦性P波规律出现（箭头所示），QRS波形态正常，P波下传心室时P-R间期一致（横线所示），图中可见连续两个窦性P波（P4、P5）非干扰性未下传。

　　诊断：①窦性心律；②高度房室传导阻滞。

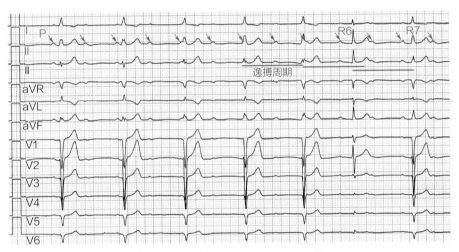

图7-37　几乎完全性房室传导阻滞

　　图7-37中，窦性P波规律出现（斜箭头所示），频率79次/分。R1～R5宽大畸形，R-R间期匀齐，P-R间期不等，心室率42次/分，为室性逸搏心律。横线为逸搏间期，R6提前出现，形态正常，为窦性P波下传夺获心室，R6-R7间期等于逸搏间期，R7形态介于室性逸搏与正常形态之间，为窦性P波下传与室性逸搏同时除极心室形成的融合波。

　　诊断：①窦性心律；②几乎完全性房室传导阻滞（图7-37）；③室性逸搏心律；④窦性夺获、室性融合波。

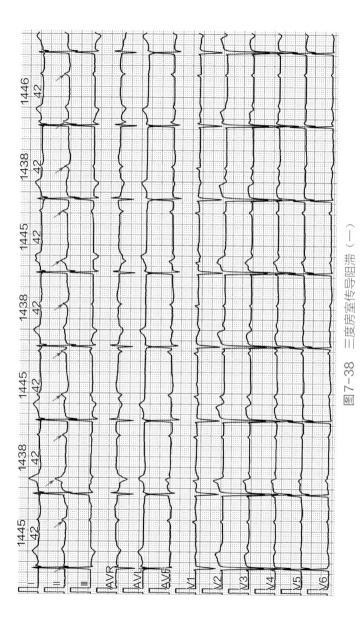

图7-38 三度房室传导阻滞（一）

图7-38中，窦性P波（斜箭头所示）规律出现，频率约75次/分。QRS波匀齐，形态正常，心室率42次/分，为交界性逸搏心律。P-R间期不一致，无提前出现的QRS波，完全性房室分离。心房率＞心室率，三度房室传导阻滞。提示房室阻滞部位在希氏束分又以上。

诊断：①窦性心律；②三度房室传导阻滞；③交界性逸搏心律。

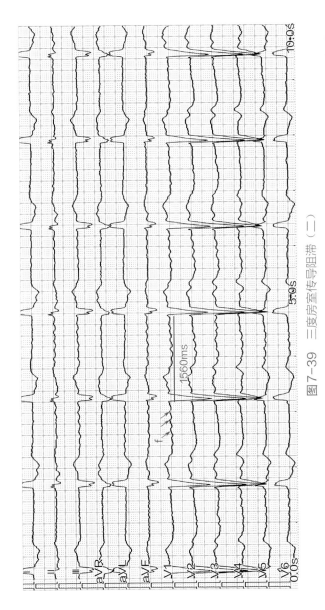

图7-39 三度房室传导阻滞（二）

图7-39中，窦性P波消失代之以大小不等的f波，QRS波宽大畸形，R-R间期匀齐，心房与心室之间无传导关系。QRS波宽大畸形，心室率约38次/分，为室性逸搏心律。考患阻滞部位在希氏束分叉以下。

诊断：①心房颤动；②三度房室传导阻滞；③室性逸搏心律。

六、鉴别诊断

1. 干扰性房室脱节

    三度房室传导阻滞，完全性房室分离，是由于房室交界区发生了病理性改变，所有房性激动都不能下传心室。在心电学中，还有一种房室分离，与传导阻滞的机制不同，是低位起搏点的兴奋性增高，与窦性激动发生了电的干扰现象引起的，虽然也是房室脱节，但是房室交界区无病理性改变，临床治疗方法完全不同。干扰性房室脱节通常表现为心房率与心室率频率接近，干扰性房室脱节的识别要点为：心室率与心房率频率接近或心室率≥心房率，这是与三度房室传导阻滞的主要鉴别点（图7-40、图7-41）。

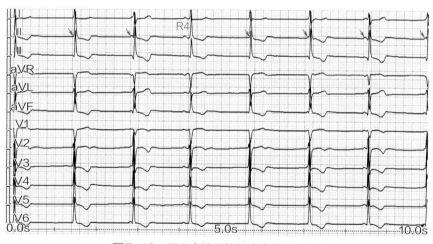

图7-40　不完全性干扰性房室脱节（一）

    图7-40中，窦性P波隐约可见，QRS波形态正常，心室率42次/分，为交界性逸搏。其中R4提前出现，其前有窦性P波，为窦性P波下传心室（窦性夺获）。其他R-R间期匀齐，窦性P波在QRS波群的前、中、后摆动，P波在前时，P-R间期<120ms，P波

与QRS波无关，存在房室分离，但心房率与心室率频率接近。本图与房室传导阻滞鉴别点是不满足心房率＞心室率。

诊断：①窦性心动过缓并心律不齐；②交界性逸搏心律；③不完全性干扰性房室脱节。

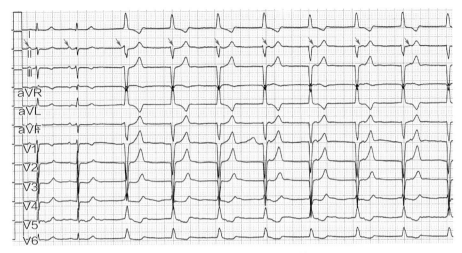

图7-41 不完全性干扰性房室脱节（二）

图7-41中，R1、R2前见窦性P波，P-R间期一致，QRS波形态正常，P-P间期920ms，频率65次/分。R3～R9宽大畸形，其前未见相关性P波，房室分离。QRS波来源于心室，频率56次/分，窦性P波位于QRS波之前和之后（箭头所示），P-P间期略长于R-R间期，心室率＞心房率。

心律失常原因分析：心室内起搏点自律性增高，与窦性频率相近，窦房结频率较快时，被窦房结抑制不显现（R1、R2），窦房结频率减慢时，心室内起搏点失去抑制，得以显现（R3～R9）。

诊断：①窦性心动过缓伴心律不齐；②加速性室性自主心律；③不完全性干扰性房室脱节。

2. 二度窦房传导阻滞与二度房室传导阻滞

鉴别要点：两者都可导致长R-R间期，窦房传导阻滞为窦性激动无法下传激动心房，表现为P-QRS-T脱落，长R-R间期中无窦性P波。房室传导阻滞为心房激动无法下传心室，表现为QRS波群脱落，长R-R间期中可找到窦性P波。见表7-1。

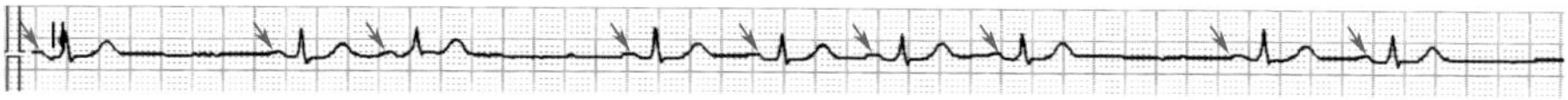

图7-42　二度窦房传导阻滞

图7-42中，窦性激动下传心房受阻，长R-R间期内无窦性P波，且长R-R为短R-R的2倍。

诊断：①窦性心律；②二度Ⅱ型窦房传导阻滞。

七、临床意义

一度房室传导阻滞常无症状，听诊时第一心音有减弱，由于P-R间期延长所致。二度Ⅱ型以上的房室传导阻滞通常有器质性病变，应结合患者症状给予相应的治疗，必要时植入人工心脏起搏器。

第六节　心室内传导阻滞

一、定义

心室内传导阻滞指的是希氏束分叉以下部位的传导阻滞。分为左、右束支传导阻滞及左前分支、左后分支传导阻滞，诊断主要依靠心电图。

二、束支传导阻滞的名称及含义

（1）依据QRS波时间分类　按照QRS波的宽度是否达到

120ms分为完全性传导阻滞和不完全性传导阻滞。完全性传导阻滞时，两侧束支传导时间相差较大，阻滞侧比对侧束支延长≥40ms，不完全传导阻滞延长小于40ms。

（2）完全性右束支传导阻滞图形是激动沿着左束支下传形成；完全性左束支传导阻滞图形是激动沿着右束支下传形成。

三、心电图表现

1. 完全性右束支传导阻滞

此型常见，见图7-43。

① QRS波群时限≥120ms。

② QRS波呈rsR′型或"M"形。

③ V_5、V_6导联呈qRs型或Rs型，S波增宽而有切迹，其时限≥0.04s。

④ V_1、V_2导联继发性ST-T改变，ST段轻度压低，T波倒置。

不完全性右束支传导阻滞时，QRS波形态与完全性右束支传导阻滞相似，仅其时限 < 120ms。

2. 完全性左束支传导阻滞

此型相对常见，见图7-44。

① QRS波群时限≥120ms。

② I、V_5、V_6导联出现增宽的R波，其顶端平坦，或有切迹（M形R波），其前无q波。

③ V_1或V_2导联呈rS型或宽而深的QS波，S波宽大。

④ I、V_5、V_6导联T波倒置或双向，ST段轻度压低。

3. 左前分支传导阻滞

此型常见，见图7-45。

① 电轴左偏 $-45°\sim -90°$。

② Ⅱ、Ⅲ、aVF 导联为 rS 型，S 波在Ⅲ导联 > Ⅱ导联。

③ Ⅰ、aVL 导联见小 q 波。

④ QRS 波不宽（< 110ms）。

4. 左后分支传导阻滞

此型少见。

① 电轴右偏（+120°或以上）。

② Ⅰ、aVL 导联为 rS 型，S 波在 aVL 导联 > Ⅰ导联。

③ Ⅱ、Ⅲ、aVF 导联为 qR 型。

④ QRS 波不宽（< 110ms）。

四、识图要点与技巧

（1）完全性右束支传导阻滞　P 波、P-R 间期正常，QRS 波增宽，应首先考虑心室内传导阻滞可能。首先看 V_1、V_2 导联是否出现类似英文的"M"图形，并且 V_5、V_6 导联存在增宽的 S 波，诊断完全性右束支传导阻滞（图 7-43）。

（2）完全性左束支传导阻滞　P 波、P-R 间期正常，QRS 波增宽，首先看 V_1、V_2 导联是否出现类似英文的"M"图形，如果不存在，看 V_5、V_6 导联是否出现一个独立的大 R 波（前面无小 q 波，后面无小 s 波），诊断完全性左束支传导阻滞（图 7-44）。

（3）左前分支传导阻滞　P 波、P-R 间期、QRS 波正常，出现显著的电轴左偏 −30°以上，观察 Ⅱ、Ⅲ、aVF 导联是否为 rS 型，且 $S_{Ⅲ}$ > $S_{Ⅱ}$，诊断左前分支传导阻滞。一般电轴左偏 −30°，怀疑为左前分支传导阻滞；电轴左偏 −45°及以上，确立左前分支传导阻滞的诊断（图 7-45）。

（4）与预激综合征鉴别　QRS 波图形增宽，其前有 P 波，P-R 间期缩短，QRS 波的起始部粗钝（δ 波），为预激综合征。

（5）与舒张晚期的室性早搏鉴别　如 P-J 间期不一致，则为舒张晚期室性早搏。应注意鉴别（图7-50、图7-51）。

（6）间歇性束支传导阻滞　P波、P-R间期正常，间歇性出现QRS波增宽，图形符合束支传导阻滞图形特点，则为间歇性束支传导阻滞（图7-46、图7-49）。快频率依赖性束支传导阻滞（图7-47），较多见，心率快时出现束支传导阻滞，心率慢时正常。慢频率依赖性束支传导阻滞，较少见。

（7）完全性右/左束支传导阻滞　P波正常，P-R间期延长，可做一度房室传导阻滞合并束支传导阻滞的诊断，这种情况传导阻滞部位的确定需要电生理检测，心室内双束支传导阻滞的可能性大（图7-52）。

五、读图实践

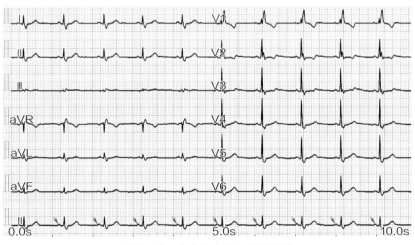

图7-43　完全性右束支传导阻滞

图7-43中，QRS波增宽 > 120ms，窦性P波规律出现（斜箭头所示），心率60次/分。P-R间期正常。V$_1$导联QRS波呈"M"形，V$_5$、V$_6$导联S波增宽。

诊断：①窦性心律；②完全性右束支传导阻滞。

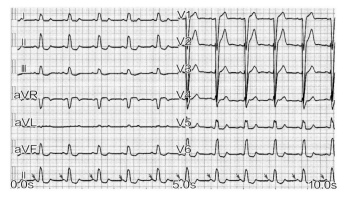

图7-44 完全性左束支传导阻滞

图7-44中，QRS波增宽＞120ms，窦性P波规律出现（斜箭头所示），频率65次/分。P-R间期正常。V_5、V_6导联呈独立的大R波，前面无小q波，后面无小s波。

诊断：①窦性心律；②完全性左束支传导阻滞。

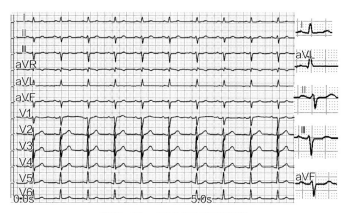

图7-45 左前分支传导阻滞

图7-45中，窦性P波规律出现，频率64次/分。电轴显著左偏-50°，Ⅱ、Ⅲ、aVF导联为rS型，Ⅲ导联的S波深度＞Ⅱ导联，Ⅰ、aVL导联见小q波。

诊断：①窦性心律；②左前分支传导阻滞。

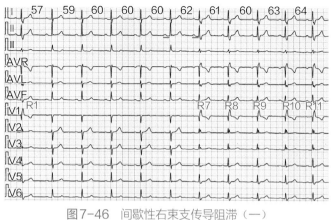

图7-46　间歇性右束支传导阻滞（一）

图7-46中，窦性P波规律出现，R1、R7～R11宽大＞120ms，符合右束支传导阻滞形态，其余QRS波形态正常，两种图形的P-R间期一致。

诊断：①窦性心律；②间歇性完全性右束支传导阻滞。

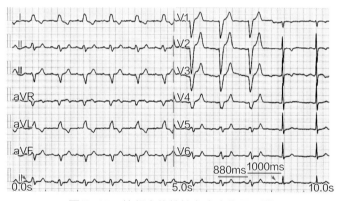

图7-47　快频率依赖性左束支传导阻滞

图7-47中，窦性P波较为规律，P-P间期互差＞120ms。R1～R9宽大＞120ms，符合完全性左束支传导阻滞图形，R10、R11形态正常，两者相比P-R间期一致。心率增快，左束支传导阻滞，随心率减慢QRS波正常。

诊断：①窦性心律不齐；②快频率依赖性左束支传导阻滞。

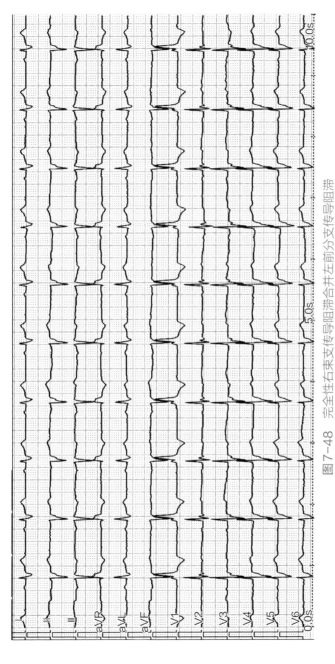

图7-48　完全性右束支传导阻滞合并左前分支传导阻滞

图7-48中，QRS波符合完全性右束支传导阻滞图形，P-R间期正常，频率65次/分。心电轴显著左偏，Ⅱ、Ⅲ、aVF导联为rS型，Ⅲ导联S波深度＞Ⅱ导联，Ⅰ、aVL导联见小q波。

诊断：①窦性心律；②完全性右束支传导阻滞合并左前分支传导阻滞。

六、鉴别诊断

1. 间歇性束支传导阻滞与间歇性心室预激

间歇性束支传导阻滞主要特点：宽大的QRS波呈典型束支传导阻滞形态，P波、P-R间期与正常波形一致（图7-49）。间歇性心室预激的主要特点：宽大QRS波前可见δ波，与正常QRS的P-R间期相比明显缩短，其P-R间期 < 120ms，但P-J间期一致（图7-50）。

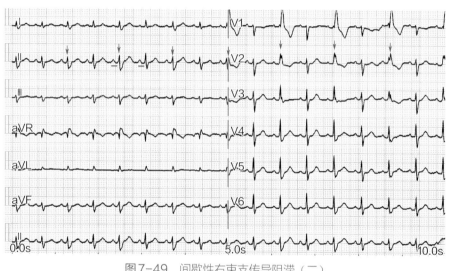

图7-49 间歇性右束支传导阻滞（二）

图7-49中，直箭头所示QRS波宽大呈右束支传导阻滞形态，与正常QRS波的P-R间期相比，两者一致。

诊断：①窦性心律；②间歇性完全性右束支传导阻滞。

2. 间歇性束支传导阻滞与舒张晚期室性早搏

舒张晚期室性早搏宽大畸形，无明显的δ波，P-J间期不一致，与间歇性束支传导阻滞和间歇性心室预激不同（图7-51）。

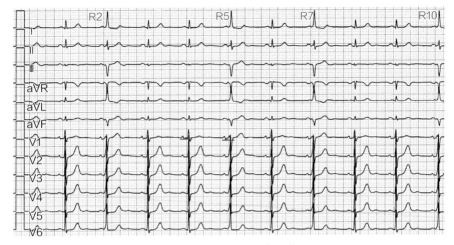

图7-50 间歇性心室预激

图7-50中，R2、R5、R7、R10宽大，QRS波起始部可见δ波，与正常QRS波相比P-R间期缩短，P-J间期一致（横线所示）

诊断：①窦性心律；②间歇性心室预激。

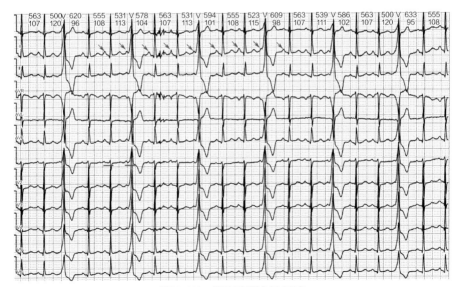

图7-51 舒张晚期室性早搏

图7-51中，窦性P波规律出现（箭头所示），宽大畸形QRS波前可见窦性P波，与正常QRS波相比，P-R间期明显缩短，P-J间期不一致。宽大畸形QRS波起始部无明显δ波，宽大QRS波的P-R间期有差异，R3窦性P波落于QRS波之中，都是与间歇性心室预激的鉴别点。

诊断：①窦性心动过速；②舒张晚期频发室性早搏呈三联律。

七、临床意义

① 右束支传导阻滞和左前分支传导阻滞比较常见，最常见的病因为冠心病、高血压病、心肌炎、心肌病等。左束支主干较短粗，不应期短，双重血液供应，发生左束支传导阻滞的概率较低，但一旦出现常表示有弥漫性的心肌病变，易引发心力衰竭。左束支传导阻滞可不同程度地掩盖心肌梗死、心肌缺血、左心室肥厚的心电图图形特征，易发生漏诊，应引起注意。

② 室内传导阻滞本身并没有特别的临床症状，应结合临床和原发病进行积极治疗。

八、知识拓展——心室内双束支传导阻滞、三支传导阻滞

传导系统的阻滞分为一度、二度、三度，束支传导阻滞也可按此分类。一度传导延迟，二度部分激动无法下传，三度所有激动无法下传。双束支传导阻滞是右束支和左束支主干同时发生不同程度的阻滞。

根据阻滞程度、传导速度、传导比例以及是否同步，可有许多组合，常见的有间歇性左、右束支传导阻滞，完全性左束支传导阻滞伴房室传导阻滞型，完全性右束支传导阻滞伴房室传导阻滞型（图7-52）。三分支传导阻滞是指右束支、左前分支、左后分支出现不同程度的传导阻滞，此时的P-R间期代表传导速度快

的一支下传心室的时间，QRS波形显示传导速度慢的束支传导阻滞图形。常见的有右束支传导阻滞、左前分支传导阻滞合并房室传导阻滞型（图7-54）、右束支传导阻滞、左后分支传导阻滞合并房室传导阻滞型。心室内多支传导阻滞组合较多，机制相对复杂，需要电生理检查支持，仅作为了解即可。

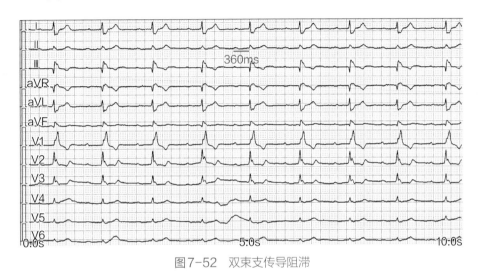

图7-52 双束支传导阻滞

图7-52中，QRS波宽大＞120ms，符合完全性右束支传导阻滞图形，P-R间期延长达360ms，房室传导时间延长。一度房室传导阻滞合并完全性右束支传导阻滞。可能为希氏束分叉以上的传导延缓伴有右束支传导异常［右束支三度或右束支传导较左束支延缓40ms以上，见图7-53（a）］。但此种情况大多数为发生于希氏束分叉以下的双束支传导异常。束支传导阻滞可影响P-R间期，可能为一度左束支传导阻滞合并三度右束支传导阻滞，也可能为左束支一度合并右束支一度［较左束支延长40ms以上，见图7-53（b）］，情况较多，具体传导阻滞部位需要电生理检查确定。

诊断：①窦性心动过缓；②一度房室传导阻滞合并完全性右束支传导阻滞（提示双束支传导阻滞）。

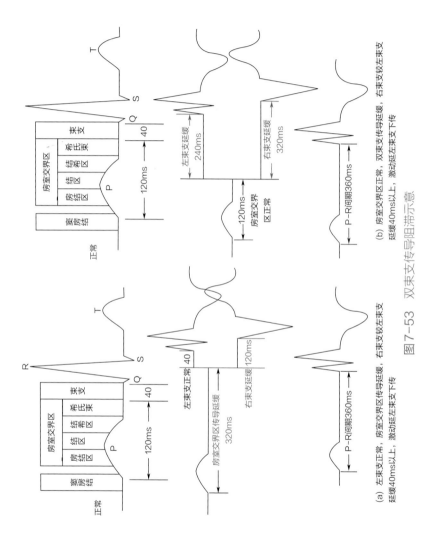

(a) 左束支正常，房室交界区传导延缓，右束支较左束支延缓40ms以上，激动延左束支下传

(b) 房室交界区正常，双束支传导延缓，右束支较左束支延缓40ms以上，激动延左束支下传

图7-53 双束支传导阻滞示意

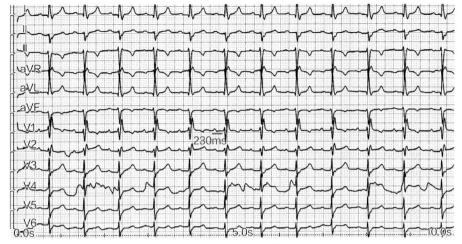

图7-54 心室内三分支传导阻滞

图7-54中，QRS波图形符合完全性右束支传导阻滞合并左前分支传导阻滞形态，P-R间期延长达230ms，表明左后分支传导延缓。符合室内传导阻滞的条件越多，心室内多支传导阻滞的可能性越大。

图7-54可能为右束支和左前支的三度传导阻滞，左后支一度传导阻滞，激动延左后支下传到达心室；或左后支一度传导阻滞，右束支、左前分支一度传导阻滞，但慢于左后支40ms以上等多种情况。如果右束支与左前支三度传导阻滞，后期病情进展，左后支也发生三度传导阻滞，将会出现希氏束分叉以下的三度房室传导阻滞，逸搏来源于心室内，慢于40次/分并宽大畸形；如左后支进展为二度传导阻滞，可出现宽大畸形的QRS波脱落，呈现二度房室传导阻滞合并右束支及左前支传导阻滞。

诊断：①窦性心律；②一度房室传导阻滞、完全性右束支传导阻滞合并左前分支传导阻滞，提示室内三分支传导阻滞。

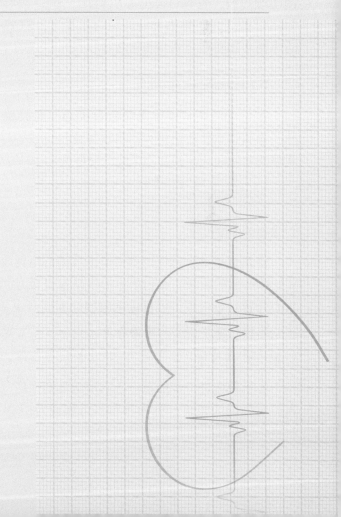

第八章

心肌梗死

急性心肌梗死是冠状动脉急性闭塞，血流中断，使部分心肌因严重的持久性缺血而发生局部坏死。临床上多有剧烈而持久的胸骨后疼痛，伴有血清心肌损伤标志物增高及进行性心电图变化，可并发心律失常、休克或心力衰竭，常可危及生命。

一、急性心肌梗死的分型

根据急性心肌梗死时ST段是否抬高，分为ST段抬高型心肌梗死和非ST段抬高型心肌梗死。因ST段抬高型心肌梗死，心电图出现Q波，也称Q波型心肌梗死。非ST段心肌梗死，只表现为ST-T改变，也称为非Q波型心肌梗死。ST段抬高型心肌梗死心电图表现典型，本章着重叙述。

二、ST段抬高型心肌梗死

冠状动脉粥样硬化斑块破裂出血，血凝块完全堵塞冠状动脉，导致透壁性心肌梗死而出现坏死性Q波等心电图改变。具有典型心电图表现：缺血型T波、损伤型ST段抬高、坏死型Q波。

（一）心电图改变原理

1. 缺血型T波改变

这是冠状动脉急性闭塞最早出现的心电图改变。心肌缺血主要影响心肌的复极。心内膜下心肌缺血复极方向与正常相同，是从心外膜到心内膜，但复极振幅增加因而产生了高尖T波，是急性心肌梗死最早期的心电图特征。

2. 损伤型ST改变

心肌缺血进一步加重，心肌细胞受到损伤，在心电图上表现为面对损伤区导联上ST段移位，可表现为ST段上抬或下移，有时呈单向曲线化特征。

3. 坏死型Q波改变

持续而严重的缺血和损伤会导致心肌坏死，出现坏死型Q波。大家都参加过拔河比赛，两边势均力敌，处于平衡状态，如果一方力量减小，方向就去了对侧。再举个生活中的例子，现在有5个人用手拉成了一个圆环，其中某个人力量放松，这个圆环的形状会发生改变，出现了一个向里的凹陷，变成了一个月亮型。对于心脏来说，心脏的电轨迹是不同部位无数心肌每一瞬间产生的综合向量的反映，形态类似长椭圆形，当发生了心肌梗死时，由于心肌缺血坏死梗死区的电势减弱或消失，综合向量的特征会发生变化，梗死区的向量与正常反向，这个反向的向量投影到导联轴上，会使心电图的波形发生改变，在梗死相关的导联上，正常应该是R波，由于心肌梗死会出现异常Q波。但是异常Q波的形成对梗死的范围、深度和时间有一定的要求，一般是：梗死的面积较大，直径≥20mm；梗死的深度 > 心室壁厚度的1/2；梗死部位除极的时间位于QRS波群的前40ms。所以临床上会出现许多不典型的心肌梗死的改变，无Q波，r波递增不良，r波纤细等。见图8-1。

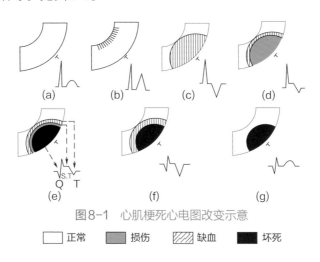

图8-1　心肌梗死心电图改变示意

正常　　损伤　　缺血　　坏死

（二）心肌梗死的心电图诊断标准

（1）病理性Q波　①定壁导联上Q波时限＞40ms，振幅大于同导联R波的1/4；②新标准为相邻两个导联出现Q波时限≥30ms，振幅＞0.1mV（Ⅲ、aVR导联除外）。

（2）伴有ST-T动态改变。

（三）ST段抬高型心肌梗死的心电图演变规律

心肌梗死发生后，随着缺血、损伤、梗死的发生、发展、恢复，心电图可出现一系列动态演变规律。心电图演变一般分为超急性期、急性期、亚急性期、陈旧性期（表8-1、图8-2）。

1. 超急性期

也叫超急性损伤期，发生于冠脉闭塞后的数分钟至数小时，心肌出现缺血和损伤，通常持续时间短，但此时心肌处于可逆性损伤阶段，如治疗及时，可不进展为心肌梗死或使梗死范围缩小。心电图主要表现为高尖T波，基底变窄，类似"高钾样T波"伴ST段上抬，但不出现坏死型Q波。

2. 急性期

出现于梗死发生后的数小时至数天，此期心电图改变最为典型，缺血、损伤、梗死共存。

（1）ST变化　出现损伤型ST抬高，ST可呈弓背抬高与直立的T波融合，形成单向曲线，也可出巨R型抬高、墓碑样改变等。

（2）开始T波增高，然后逐渐回落。

（3）出现异常Q波　梗死区相关导联见QS波或Q波。

3. 亚急性期

出现于梗死发生后的数周至数月。在此期内，ST段逐渐下降，T波倒置逐渐加深，倒置达最深点以后又逐渐变浅，逐渐变为低平或直立。异常Q波持续存在。

4. 陈旧性期

　　一般在梗死后的3个月以上。图形基本稳定，T波正常或倒置低平，ST-T可恢复正常；可留下永久性Q波或QS波，部分导联Q波消失，表现ST-T改变。

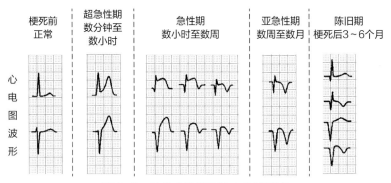

图8-2　急性心肌梗死的心电图演变

表8-1　急性心肌梗死的演变特点

分期	心电图表现	持续时间	临床特点
超急性期	T波高耸，ST段抬高	数分钟至数小时	持续时间短，患者来不及就诊，一般不容易记录到
急性期	ST段逐渐抬高，与T波形成单向曲线，T波增高并逐渐回落，伴异常Q波产生	数小时至数天	患者多伴有胸闷、胸痛等不适来院就诊，做心电图时发现
亚急性期	ST段逐渐下降，T波倒置逐渐加深，又逐渐变浅，异常Q波持续存在	数周至数月	经治疗病情处在恢复中，心电图有动态变化
陈旧性期	波形稳定，通常梗死对应导联遗留异常Q波，伴T波改变。室壁瘤患者ST段可持续上抬	数月后	有急性心肌梗死病史，经治疗后病情相对稳定

（四）急性心肌梗死的定位诊断

（1）确定心肌梗死的部位　根据异常Q波出现的导联，可确定心肌梗死的部位（表8-2）。

（2）心肌梗死的部位与对应的血管的关系　由表8-2、图8-3我们能做出大致的判断。其中下壁的供血相对复杂，在左冠脉优势型患者，左前降支为犯罪血管，前降支远端绕过心尖部可支配一部分下壁心肌，此时前间壁心肌梗死可合并下壁心肌梗死。左回旋支为犯罪血管，高侧壁、后壁心肌梗死可合并下壁心肌梗死。在右冠脉优势型患者，右冠状动脉为犯罪血管，下壁心肌梗死容易合并正后壁、右心室心肌梗死。在临床上以上几种情况都可能出现，因此，如果患者发生了急性下壁心肌梗死，必须加做后壁导联（V_7、V_8、V_9导联）、右心室导联（V_{3R}、V_{4R}、V_{5R}导联）心电图，以便更准确判断梗死位置，避免漏诊，为临床治疗提供可靠的依据。

表8-2　心肌梗死的定位诊断

部位	异常导联	主要供血血管
前间壁	V_1、V_2、（V_3）	左冠状动脉的前降支
前壁	（V_2）、V_3、V_4、（V_5）	左冠状动脉的前降支
前侧壁	（V_4）、V_5、V_6、（V_7）	左冠状动脉的前降支
广泛前壁	$V_1 \sim V_6$、（Ⅰ、aVL）	左冠状动脉的前降支
高侧壁	Ⅰ、aVL	左冠状动态的回旋支
下壁	Ⅱ、Ⅲ、aVF	左前降支或左回旋支或右冠状动脉
后壁	V_7、V_8、V_9，$V_1 \sim V_3$ 导联 R 波增高	左冠状动脉的回旋支或右冠状动脉
右心室	V_1、V_{3R}、V_{4R}、V_{5R} 导联 ST 段抬高	右冠状动脉

注：括号内导联不是必备，异常Q波可出现也可不出现。

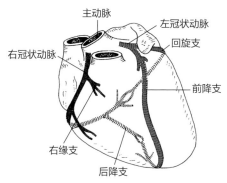

图8-3　冠状动脉的主要分支

主动脉
左冠状动脉
右冠状动脉
回旋支
前降支
右缘支
后降支

三、非ST段抬高型心肌梗死

冠状动脉粥样硬化斑块表面血小板聚集，导致管腔不完全阻塞，发生心内膜下心肌梗死，非透壁性心肌梗死，无异常Q波。心电图改变不典型，无异常Q波和ST段抬高，只有T波倒置及ST段下移。持续的胸痛伴有ST-T改变，血清心肌损伤标记物升高是其诊断要点，ST-T通常可见演变过程，如T波倒置逐渐加深。此类型临床并不少见，如患者持续胸痛伴有ST-T改变，应想到非ST段抬高型心肌梗死的可能，及时进行血清心肌损伤标记物检测。

四、心肌梗死相关名词

见表8-3。

表8-3　心肌梗死相关名词

急性损伤阻滞	急性心肌损伤区的心肌组织传导延迟，表现为QRS波时间延长
再梗死	是指心肌梗死发生以后，再次发生了新的心肌梗死。再梗死可以发生在原梗死区的部位或远离原梗死区的部位
室壁瘤	心肌梗死区的心室壁在收缩期呈瘤样向外膨出，称为室壁瘤，心尖部多见，心电图表现 V_1 ~ V_3 导联ST段持续上抬
心肌顿抑现象	由于缺血损伤，心肌细胞失活，但形态结构没有完全破坏，一旦恢复供血，细胞可恢复正常除极，是某些可逆性Q波产生的原因

五、心肌梗死的识图要点

心肌梗死是心电图诊断的重要内容，大家应该掌握并熟练运用。

（1）掌握心电图中心肌梗死的定位诊断（表8-2）。心电图诊断心肌梗死最重要的是：定位置（下壁、前间壁等）、定分期（急性、亚急性、陈旧性），缺一不可，如急性前间壁心肌梗死，急性是分期，前间壁是位置。

（2）掌握急性心肌梗死ST-T改变的动态变化规律。急性心肌梗死的心电图中T波、ST段、Q波会发生动态改变，急性心肌梗死患者，几分钟、几小时、几天的心电图都不一样，需要动态观察心电图，以便及时了解患者病情的变化。

（3）后壁心肌梗死的心电图表现　常规12导联心电图无后壁导联，需要加做。常规12导联心电图会有一些提示性线索，如：表现 V_1、V_2 导联R波增高，R/S > 1，下壁导联有心肌梗死的表现等，应及时加做 V_7 ～ V_9 导联。

（4）右心室心肌梗死的心电图表现　常规12导联心电图无右室导联，出现以下情况需要加做：①患者有持续胸痛临床症状，怀疑有心梗的可能；②常规12导联有下壁、后壁心肌梗死的心电图表现，ST_{III} 抬高 > ST_{II}；③临床上凡是有下壁、下后壁心肌梗死，在急性期均需做 V_{3R} ～ V_{5R} 导联。心电图通常可见 V_1、V_{3R} ～ V_{5R} 导联ST段抬高≥0.1mV。

（5）"等位性Q波"　梗死面积较小、部位局限（如基底部，除极时间位于QRS波的终末），或在心肌梗死早期尚未充分发展，在体表心电图上可无典型的病理性Q波，而产生QRS波其他形态改变，如梗死相关导联可出现r波纤细、小q波、胸前导联r波递增不良，称为"等位性Q波"，意义等同于病理性Q波。

（6）急性心肌梗死并发心律失常　前壁心肌梗死易并发室

性早搏、室性心动过速等快速性心律失常，下壁心肌梗死易并发窦性心动过缓、窦性停搏、房室传导阻滞等缓慢性心律失常。

（7）临床其他疾病也会产生一些类似心肌梗死的表现，应注意鉴别。完全性左束支传导阻滞、心室预激可掩盖异常Q波，造成心肌梗死心电图诊断困难，如临床症状明显，怀疑有心梗可能，应尽早做血清心肌损伤标记物检测，避免心肌梗死漏诊。

总之，怀疑有急性心肌梗死可能，一定密切结合临床，注意仔细观察心电图中QRS波形态改变，注意鉴别诊断，不确定时，详细描写图形，建议做血清心肌损伤标记物检测、心脏超声以及相关检查，避免漏诊。

六、读图实践

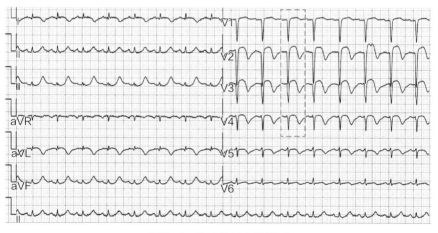

图8-4　急性前壁心肌梗死

图8-4中，患者，女，65岁。胸闷、胸痛不适3天，来院就诊。

窦性心律，频率约100次/分。$V_1 \sim V_3$导联呈QS型，V_4导联r波细小，$V_2 \sim V_4$导联ST段弓背向上抬高（红框所示）伴有T波倒置。

诊断：①窦性心动过速；②肢体导联QRS波群低电压；③符合急性前壁心肌梗死心电图表现。

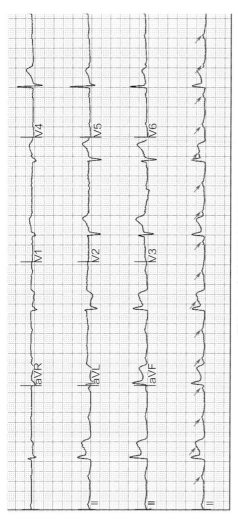

图8-5 急性下壁心肌梗死

图8-5中，患者，男，59岁，心前区不适、恶心、呕吐4h。

窦性P波（箭头所示），频率约100次/分。QRS波不宽大畸形，频率40次/分，考虑为来源于交界区的逸搏。QRS波匀齐，P-R间期不固定，P波与QRS波无关，心房率远大于心室率，考虑急性下壁心肌梗死。三度房室传导阻滞。V₁导联ST段抬高，考虑急性下壁心肌梗死。Ⅱ、Ⅲ、aVF导联ST段抬高，Ⅲ导联ST略高，ST Ⅲ抬高 > ST Ⅱ，提示合并右心室梗死。

诊断：①窦性心动过速；②交界性逸搏心律；③三度房室传导阻滞；④急性下壁心肌梗死，提示合并右心室心肌梗死。

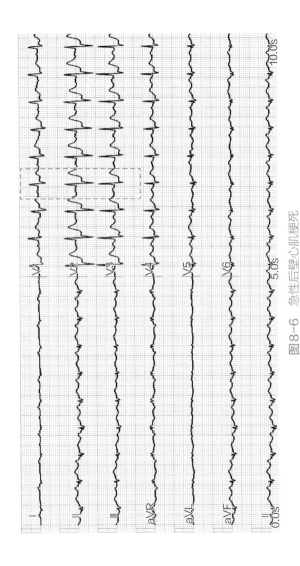

图8-6 急性后壁心肌梗死

图8-6中，患者，男，73岁，冠心病病史18年，后背疼痛2h。窦性心律，频率约110次/分。V_1导联R/S＞1，V_5～V_6导联见q波，QRS波幅减低，V_1～V_3导联ST段下移明显，是V_7～V_9导联ST段抬高的对应改变。结合患者病史提示急性后壁心肌梗死。

诊断：①窦性心动过速；②肢体导联QRS波群低电压；③提示急性后壁心肌梗死。

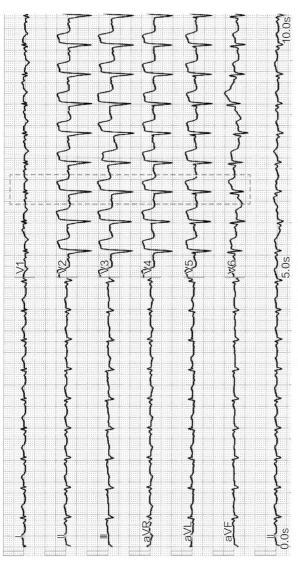

图 8-7　急性广泛前壁心肌梗死

图 8-7 中，患者，男，78 岁，因心前区憋闷行心电图检查。
窦性心律，频率约 107 次 / 分。$V_1 \sim V_4$ 导联异常 Q 波伴 ST 段弓背抬高，V_5、V_6 导联
r 波低伴有 ST 段抬高。符合急性广泛前壁心肌梗死。

诊断：① 窦性心动过速；② 肢体导联 QRS 波群低电压；③ 急性广泛前壁心肌
梗死。

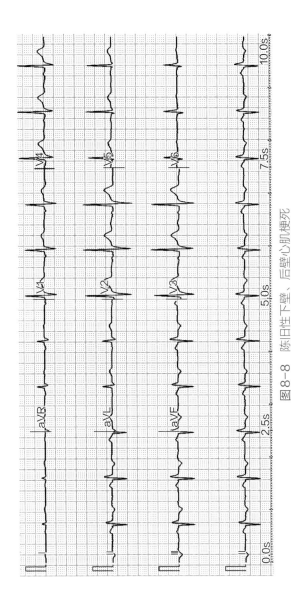

图8-8 陈旧性下壁、后壁心肌梗死

图8-8中，患者，男，73岁。7年前因急性心肌梗死，行右冠状动脉中段介入治疗。Ⅱ、Ⅲ、aVF导联异常Q波，伴有T波倒置。V_1导联R波增高，V_6导联见q波。提示合并后壁心肌梗死。

诊断：①窦性心律；②陈旧性下壁、后壁心肌梗死。

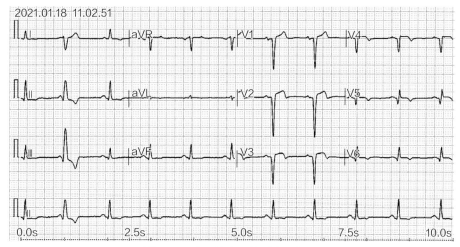

2021.01.18 11.02.51

图8-9 陈旧性广泛前壁心肌梗死

图8-9中，患者，男，72岁，肌酸激酶同工酶2.32 ng/mL（0～5ng/mL）。2013年因急性心肌梗死行冠脉支架置入术。V_1～V_5导联异常Q波，伴有ST段抬高。R2宽大畸形，其前可见窦性P波，P-R间期明显缩短。

诊断：①窦性心律；②室性早搏；③陈旧性广泛前壁心肌梗死，提示合并室壁瘤。

七、鉴别诊断

（1）变异型心绞痛 患者有胸痛、胸闷的临床症状，发作时表现相应导联ST段抬高，痉挛缓解后ST段回到等电位线，与急性心肌梗死有相似之处，但心电图无病理性Q波，血清心肌损伤标志物阴性，钙离子拮抗剂治疗有效，经积极治疗可以基本恢复正常。

（2）急性心包炎 患者有胸痛、喘憋等不适症状，心电图表现ST段抬高，T波倒置，需与急性心肌梗死鉴别。急性心包炎患者有发热表现，心电图可有ST段抬高，其特点是涉及导联广泛且抬高的ST段凹面向上。

（3）急性病毒性心肌炎　少数重症心肌炎患者起病急，病情凶险，心电图出现异常Q波，ST段上抬，心肌损伤标志物增高，酷似急性心肌梗死。但是患者一般较年轻，前期有感染史，常伴发热病史，抗感染治疗有效。

（4）急性肺栓塞　急性肺栓塞，表现突发胸痛、呼吸困难需与急性心肌梗死鉴别。前者心电图表现窦性心动过速、右心负荷增重的表现如：电轴右偏、$S_1 Q_{III} T_{III}$、右束支传导阻滞、顺钟向转位等，心肌损伤标志物阴性或轻度升高，D-二聚体阳性等可鉴别。

（5）主动脉夹层破裂　此病发病急骤、病情凶险，患者突发胸痛，但心电图未见明显异常，多见于中老年男性高血压患者，应行心脏超声、CT检查等明确诊断。

（6）心室早复极　患者无症状，心电图表现ST段J点上抬，伴有T波增高，但是J点上抬，无动态演变过程，不形成Q波，血清心肌损伤标志物阴性。运动后抬高的ST可回落至正常，一般认为是一种正常变异。

见表8-4。

表8-4　急性心肌梗死的鉴别诊断

疾病	鉴别要点（需结合临床判断）
变异型心绞痛	发作时表现相应导联ST段抬高，痉挛缓解后ST段回到等电位线，不形成病理性Q波，血清心肌损伤标志物阴性
急性心包炎	急性心包炎的心电图可有ST段抬高，其特点是病变范围广，且抬高的ST段凹面向上
急性病毒性心肌炎	可出现ST段弓背上抬形成单向曲线，并有胸痛和血清酶学的改变，但心电图不呈节段分布
急性肺栓塞	窦性心动过速，右心负荷增重的表现如：电轴右偏、$S_1 Q_{III} T_{III}$、右束支传导阻滞、顺钟向转位等表现
主动脉夹层破裂	表现胸痛或胸部不适，但心电图未见明显异常，一般有既往高血压病史，应想到此病可能
心室早复极	ST段J点上抬，伴有T波增高，但是J点上抬，无动态演变过程，不形成Q波，血清心肌损伤标志物阴性

八、心肌梗死的临床诊断

临床上诊断心肌梗死包括下面几项。①血清心肌损伤标志物改变：心肌肌钙蛋白T、心肌肌钙蛋白I、肌酸激酶（CK）、肌酸激酶同工酶（CK-MB）等的增高。②典型的临床表现：如心前区不适、疼痛、放射痛等。③心电图改变：T波增高、ST段上抬或下移、病理性Q波以及心电图的动态演变等。

血清心肌损伤标志物改变加②、③任何一项即可诊断。所以心肌酶学的地位就显得尤其重要，当临床工作中患者出现临床症状或心电图表现不典型，怀疑有急性心肌梗死的可能时，心肌生化标志物系列是必备的检查项目。

ST段抬高型的透壁性心肌梗死，快速开通堵塞的动脉，尽早选择介入或溶栓治疗。非ST段抬高型的心肌梗死，可根据疾病严重程度选择介入及抗血小板聚集等药物治疗。

第九章

心房、心室大

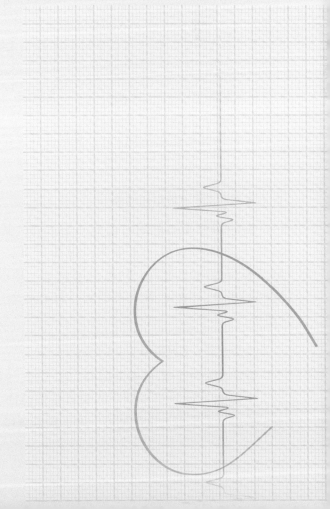

第一节　心房扩大

窦房结位于右心房与上腔静脉交界处的心外膜下，发出激动首先除极右心房，然后传导至左心房。P波的前半部分代表右心房激动，中间部分代表左、右心房同时除极，后半部分代表左心房激动。

一、心房扩大心电图改变机制

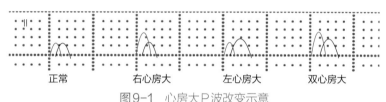

图9-1　心房大P波改变示意

红色波代表右心房除极，黑色波代表左心房除极。

正常情况下两峰间距一般不超过30ms

1. 右心房扩大，P波电压增高

右心房位于心脏的右前方，增大时，其除极向量增大，P波最大向量向右前下方增大，投影于Ⅱ、Ⅲ、aVF导联的正侧，表现为电压增高。除极时限延长，但因与左心房后除极的时间重叠，P波总时间不延长。右心房大，表现为振幅增大（图9-1）。

2. 左心房扩大，P波增宽

左心房位于右心房的左后方。扩大时，P波最大向量向左后增大，投影于V_1导联负侧，V_1导联负向波增大，而额面向量增大不明显，不表现为电压增高。左心房后除极，表现为除极时限增宽（P波增宽）。

3. 双侧心房扩大，P波电压增高、时限延长

双侧心房扩大以后，心房除极面增大，除极时间延长。反映在心电图上P波电压增大、时间延长。

二、心电图表现

1. 右心房扩大的心电图表现

① Ⅱ、Ⅲ、aVF导联P波振幅≥0.25mV，胸导联P波振幅≥0.20mV。

② P波时限正常。

2. 左心房扩大的心电图表现

① P波时限≥120ms，双峰间距≥40ms。

② V_1导联负向波增大，$PtfV_1$绝对值≥0.03mm·s（图9-2）。

③ P波呈双峰型，双峰间距≥40ms。

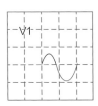

图9-2　$PtfV_1$的测量方法

图9-2中，$PtfV_1$测量方法：V_1导联P波负向部分（红色），宽度（s）与深度（mm）的乘积。如图宽度0.05s，深度-0.1mm，$PtfV_1$=-0.05mm·s，其绝对值>0.03mm·s。称为$PtfV_1$负值增大。

3. 双侧心房扩大的心电图表现

① 肢体导联P波振幅≥0.25mV或胸导联≥0.20mV。

② P波时限≥120ms。

三、读图实践

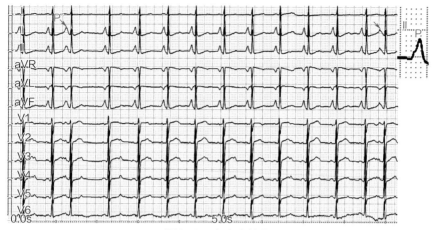

图9-3　右心房扩大

图9-3中，患者，女，25岁，心脏彩超示：先天性心脏病，房间隔缺损，右心房49mm×58mm。

图中Ⅱ、Ⅲ、aVF导联P波高尖，振幅＞0.25mV。箭头所示P′波提前出现，代偿间期不完全，为房性早搏。V₄～V₆导联T波低平。

诊断：①窦性心律；②房性早搏；③P波增高，提示右心房扩大，请结合心脏彩超。

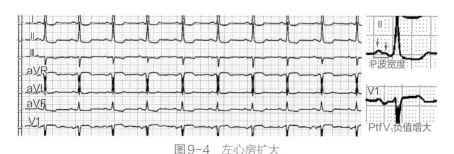

图9-4　左心房扩大

图9-4中，患者，男，50岁，高血压病史10年，现服用抗高血压药，心脏彩超示左心房前后径42mm。

图中窦性P波规律出现，P波宽度＞120ms（横线所示），双峰间距＞40ms（箭头所示）。V_1导联P波负向波宽度约0.05s，深度1mm，$PtfV_1$=−0.05mm·s。

诊断：①窦性心律；②P波增宽，峰间距大于40ms，$PtfV_1$负值增大，提示左心房扩大。

四、识图要点与技巧

① 心电图对心脏大小的诊断是一种指向性的意义，它不能判断出心脏确切的大小。心电图上P波增高，可见于右心房增大，也可见于其他原因，如运动后、交感神经张力增加、甲亢等。P波增宽，可见于左心房增大或房内传导阻滞。当心电图上出现P波明显增宽、增高时，应建议心脏彩超检查，结合临床，明确疾病的诊断。

② 左心房扩大相对常见，常见原因有高血压、冠心病等，左心房大易引发房早、房速、心房颤动等房性心律失常。

③ 双侧心房扩大多见于严重的先心病、风心病联合瓣膜病、扩张型心肌病等。

第二节 心室肥大

心室肥大的主要病理改变是指心室心肌细胞增粗及增长。由于病因的不同，有些疾病也会引起心腔的扩大。

一、心电图表现

1. 左心室肥厚

见表9-1。

表9-1　左心室肥厚的心电图表现

电压标准 /mV	非电压标准	临床特点
胸导联： R_{V_5} 或 $R_{V_6} \geq 2.5$、 $R_{V_5}+S_{V_1} \geq 3.5$（女）或 ≥ 4.0（男）	ST-T 改变：左心室面导联（$V_4 \sim V_6$），ST 段下移伴有 T 波倒置	有高血压病、肥厚型心肌病、主动脉瓣狭窄等相关病史
肢体导联： $R_I \geq 1.5$ $R_{II} \geq 2.5$ $R_{III} \geq 1.5$ aVL ≥ 1.2 aVF ≥ 2.0 $R_I +S_{III} \geq 2.5$	电轴左偏 左心房异常，P 波可增宽 V_5 或 V_6 导联 VAT $\geq 50ms$ QRS 波时限略增宽（100 ~ 120ms）	心脏彩超诊断室间隔增厚、局部心肌增厚、左心室肥厚

室壁激动时间的测量方法见图9-5。

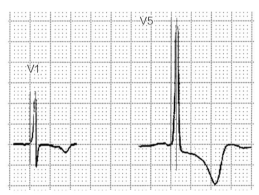

图9-5　室壁激动时间的测量方法

图9-5中，右心室壁激动时间：测量 V_1 导联，QRS 波起点与 R 波顶峰的垂线之间的水平距离。

左心室壁激动时间：测量 V_5 导联，QRS 起点与 R 波顶峰的垂线之间的水平距离。

2. 右心室增大、肥厚

右心室负荷长期增重，可引起右心室肥厚。中度和重度右心室肥厚心电图表现明显，心电图诊断右心室肥厚的敏感性较低、特异性较高。见表9-2。

表9-2　右心室增大、肥厚的心电图表现

电压标准	非电压标准	临床特点
胸导联：$R_{V_1} \geqslant 1.0mV$，$R_{V_1}+S_{V_5} \geqslant 1.2mV$	额面 QRS 电轴右偏 $\geqslant +110°$ 右心房异常，P 波增高 V_1 导联室壁激动时间（VAT）$\geqslant 30ms$	有引起右心室增大的病因，如房缺、法洛四联症、肺心病等
肢体导联：aVR 导联 R 波 $\geqslant 0.5mV$、主波向上	QRS 波形态：$V_1 \sim V_3$ 导联以 R 波为主，或 V_5、V_6 导联 rS 型，显著顺钟向转位。有时 $V_1 \sim V_6$ 均呈 rS 波 ST-T 改变：右胸壁导联 ST 段下降，T 波倒置	心脏彩超支持右心增大、增厚

3. 双心室肥厚

左、右心室除极向量均增大，典型心电图表现为左胸、右胸导联电压增高（图9-6）。但因左、右心室除极向量可互相抵消，双心室大的心电图表现可不典型，呈大致正常或左心室肥厚心电图表现。

二、识图要点与技巧

（1）引起心脏结构改变的常见病因有心脏瓣膜病、高血压心脏病、先天性心脏病（如房间隔缺损、室间隔缺损、动脉导管未闭、法洛四联症）等。心脏彩超对心脏结构病变具有特异性，能够明确诊断。心脏结构的改变也会引起心脏电活动的改变，心电图作为一种简便、无创检查方法，对心脏结构病变具有很好的指向性意义。如果患者心电图不正常，出现心房、心室增大的倾向性改变，建议描写心电图波形，结合心脏彩超、结合临床做出诊断。

（2）左心肥厚的心电图诊断思路　以高血压病为例。首先是心电图出现左心室面高电压，R_{V_5} 或 $R_{V_6} \geqslant 2.5mV$，这时要引起重视，对照左心室肥厚的标准，电压标准、非电压标准、临床病史，是不是都具备，每一项目下符合的条目越多，诊断的敏感性越高。如果仅仅具备左心室面高电压，其他两项都不具备，不能提示左心室肥大，只做心电图诊断左心室面高电压即可，可见于体型较瘦、胸壁较薄者。

（3）右心室增大、肥厚的诊断思路　以先心病房间隔缺损为例。首先是心电图出现明显电轴右偏，这时要引起注意，应想到是否有右心室增大的可能。观察右胸导联心电图，是否出现V_1导联R波增高，V_5导联S波加深（具体数值见表9-2，$R_{V_1} \geq 1.0mV$，$R_{V_1}+S_{V_5} \geq 1.2mV$等），非电压标准也具备几条，如下壁导联P波增高，右胸壁导联R波增高伴有ST-T改变，VAT时间延长，符合的条目越多，诊断的敏感性越高，建议结合心脏彩超结果，描写心电图异常改变，提示右心室增大的诊断。不同病因引起右心室增大的波形略有不同，肺心病患者多表现电轴右偏，胸导联显著顺钟向转位，$V_1 \sim V_6$导联均呈rS型等。注意，仅仅有轻度的电轴右偏，不能诊断右心室增大，只做心电图诊断电轴右偏即可，轻度电轴右偏见于正常人，无重要临床意义。

三、读图实践

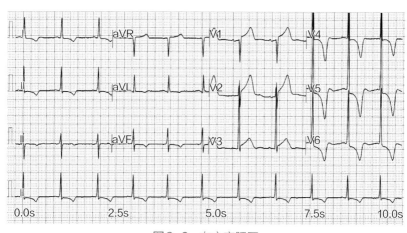

图9-6　左心室肥厚

图9-6中，某男，68岁，高血压病病史10年，糖尿病病史5年。心脏彩超示：室间隔厚度13mm。图中V_5、V_6导联电压增高 > 2.5mV，

$V_4 \sim V_6$ 导联伴有ST-T改变。

　　诊断：①窦性心律；②左心室面电压增高伴有ST-T改变，提示左心室肥厚。

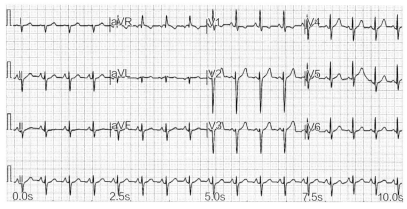

图9-7　右心室肥厚

　　图9-7中，某女，40岁，先心病，室间隔缺损。心脏彩超示右心室流出道32mm，右心室大。窦性心律，频率约100次/分。电轴右偏。$R_{V_1} > 1.0mV$；$R_{V_1}+S_{V_5} > 1.2mV$；aVR导联R波 $> 0.5mV$、主波向上，Ⅱ导联P波高尖。

　　诊断：①窦性心动过速；②提示右心室肥厚。

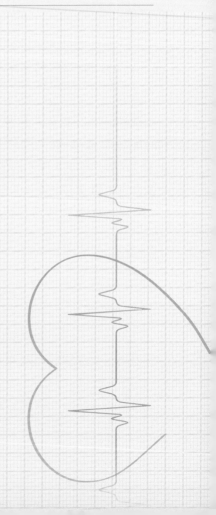

第十章

常见心脏病的
心电图特点

第一节　心肌缺血

心肌缺血是指由于冠状动脉硬化或痉挛,导致冠状动脉血流量相对或绝对减少,在心电图上会出现心肌损伤和(或)缺血的心电图表现。临床表现为急性或慢性冠状动脉供血不足。

急性冠状动脉供血不足,心电图可记录到ST段的动态演变,同时多伴有心肌缺血的症状(胸痛)。

慢性冠状动脉供血不足的心电图常有多种表现,这些表现可长期存在,也可呈一过性。心电图上诊断慢性冠状动脉供血不足,必须密切结合临床病史、发病特点进行综合判断。

一、急性冠状动脉供血不足的心电图表现

缺血相关导联ST段动态改变是急性冠状动脉供血不足的特征性表现。大多持续数分钟(5 ~ 30min),随缺血缓解,心电图恢复至发作前状态。急性冠状动脉供血不足,如持续时间过长,可发展为急性心肌梗死。

(1)ST段下移　ST段平直或下斜型下移,下移幅度较前加重≥0.10mV,持续时间1min以上,两次发作时间间隔1min以上(图10-1)。

(2)ST段抬高　ST段弓背向上抬高≥0.10mV。可伴有QRS波群增宽及T波高尖,有时伴有室性心律失常,累及窦房结及房室结时,可见窦性心动过缓及房室传导阻滞(图10-2)。

二、慢性冠状动脉供血不足的心电图表现

不同于急性冠状动脉供血不足,其心电图改变长期处于稳定状态,多为非特异性。

(1)ST-T改变　非特异性ST段下移≥0.05mV具有诊断意义。可见T波低平、倒置或双向。

（2）U波异常　表现U波倒置。

（3）Q-T间期改变　表现Q-T间期延长。

三、识图要点

① 心绞痛是急性冠状动脉供血不足引起心肌缺血的常见临床表现。临床类型大致分为稳定型心绞痛和不稳定型心绞痛，前者由"劳力"引起，缺血发作大多表现为ST段平直或下斜型下移。不稳定型心绞痛属急性冠脉综合征，发作时，心电图改变多见ST段抬高，如ST段下移则多为下斜型且幅度较大。

② 慢性冠状动脉供血不足心电图改变的敏感性和特异性较低，仅依据心电图难以做出确切诊断，必须密切结合临床资料，根据患者的年龄、症状、病史,结合血液学检查、冠状动脉造影等综合判断。

四、读图实践

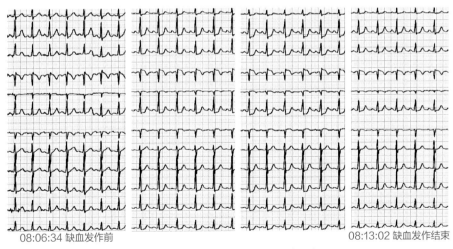

08:06:34 缺血发作前　　　　　　　　　　　　　　　　08:13:02 缺血发作结束

图10-1　急性心肌缺血发作（一）

图10-1中，患者，男，58岁，冠心病史。动态心电图检查，可见Ⅱ、Ⅲ、aVF、V₄～V₆导联ST段平直下移加重，较发作前相比＞0.10mV，持续时间约6min，发作结束ST段恢复正常。发作时患者有胸闷、胸痛不适症状。

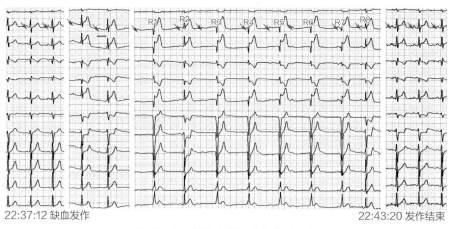

22:37:12 缺血发作　　　　　　　　　　　　　　22:43:20 发作结束

图10-2　急性心肌缺血发作（二）

图10-24，患者，女，68岁，冠心病5年，冠脉支架术后3年，近期有心绞痛发作。动态心电图记录发现：缺血发作时可见Ⅱ、Ⅲ、aVF导联ST段抬高，V₁～V₃导联ST段下移，考虑为后壁V₇～V₉导联ST段抬高的对应性改变。图二P-R间期明显延长，呈一度房室传导阻滞。图三窦性P波（箭头所示）部分落入QRS之中，难以发现。P-R间期不固定，R1、R3～R7宽大，形态异于正常，频率约58次/分，考虑为加速的室性逸搏心律，其前窦性P波下传受阻；R2、R8的P-R间期一致，QRS波形态正常，为窦性夺获。发作结束，逐渐恢复正常。持续时间约6min。

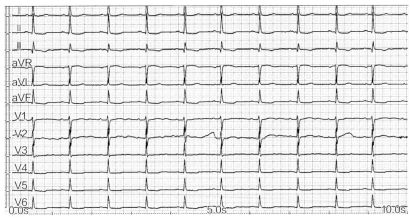

图10-3　慢性冠状动脉供血不足

图10-3中，患者，老年女性，73岁，冠心病史12年，活动后胸闷气短。图中 Ⅱ、Ⅲ、aVF、$V_4 \sim V_6$ 导联ST段平直下移0.05mV，伴有T波低平。

诊断：①窦性心律；②ST-T改变。

第二节　急性肺栓塞

急性肺栓塞是指内源性栓子（主要来源于下肢深静脉血栓）和外源性栓子（脂肪、气体、羊水等）阻塞肺动脉主干或分支，导致肺循环障碍，引起肺动脉压力增高、右心室负荷增重、右心室急剧扩张及冠状动脉痉挛、心排血量骤然下降，重症者发生休克甚至死亡。

一、心电图表现

1. 心律失常

窦性心动过速，房性异位心律失常如心房颤动、心房扑动。

2. 肢导联（右心负荷增重表现）

① $S_I Q_{III} T_{III}$，I 导联出现 S 波，III 导联出现 Q 波，III 导联 T 波倒置。

② 电轴右偏。

③ aVR 出现明显的 R 波。

④ P 波增高。

3. 胸导联

① 顺钟向转位图形（V_1、V_2 导联 R 波减低，V_5、V_6 导联 S 波增深）。

② 右束支传导阻滞。

③ ST-T 变化：$V_1 \sim V_3$ 导联 T 波倒置，为右心室受累的表现。

二、读图实践

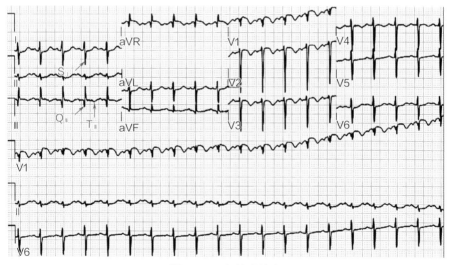

图10-4　急性肺栓塞

图10-4 中，窦性心律，心率约 125 次/分。肢体导联可见心电轴右偏，aVR 导联 R 波明显，$S_I Q_{III} T_{III}$ 表现明显。胸导联见 QRS

波显著顺钟向转位，$V_1 \sim V_3$ 导联 T 波倒置。

诊断：①窦性心动过速；②电轴右偏、S_I、Q_{III}、I_{III}、显著顺钟向转位，符合急性肺栓塞心电图表现。

第三节　心肌病

心肌病是指各种病因导致的心脏机械和（或）心电功能障碍，常表现为心室肥厚或扩张。本节主要讲述肥厚型心肌病和扩张型心肌病。

一、肥厚型心肌病

1. 病理机制

肥厚型心肌病的病理改变为心肌纤维异常粗大、排列紊乱。以心肌非对称性肥厚、伴有心室腔变小为特征，以左心室肥厚为主，偶见右心室受累及。

2. 心电图表现

（1）ST-T 改变　ST 段平直或下斜型下移伴有 T 波倒置。

（2）QRS 波群异常

① 电压增高：多数病例有左心室肥厚及右心室肥厚的心电图征象。

② 异常 Q 波：室间隔肥厚可使 I、aVL、$V_4 \sim V_6$ 导联产生深而窄的 Q 波（宽度 < 40ms）。

二、扩张型心肌病

1. 病理机制

心肌细胞变性、心肌坏死、纤维化可波及全心。表现为心腔扩大，室壁变薄，心室收缩功能减退。

2. 心电图表现

（1）P波异常　P波增宽伴切迹，显示出双侧心房扩大或一侧心房扩大图形。

（2）QRS波群异常　心肌广泛纤维化可表现QRS波群低电压，胸前导联R波递增不良；QRS波增宽伴切迹，有心室内传导阻滞（左束支传导阻滞、左前分支传导阻滞多见，部分呈不定型室内传导阻滞）。

（3）ST-T改变　半数以上患者ST段下降，T波双向或倒置。

（4）Q-T间期延长。

（5）心律失常　心房扑动或心房颤动，多源、特宽或成对室性早搏等室性心律失常。

三、临床意义

肥厚型心肌病与扩张型心肌病的心电图表现不具备特异性，只有辅助诊断价值，主要依靠超声心动图检查。心电图可做描述性诊断，建议做超声心动图检查，结合临床做出准确诊断。

四、读图实践

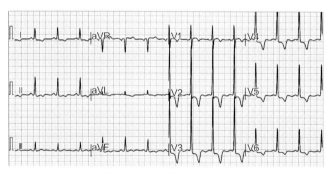

图10-5　肥厚型心肌病

图10-5中，胸前导联电压增高伴有ST-T改变。提示左心室肥厚，患者超声心动图检查显示心尖肥厚。临床诊断为心尖肥厚型心肌病。

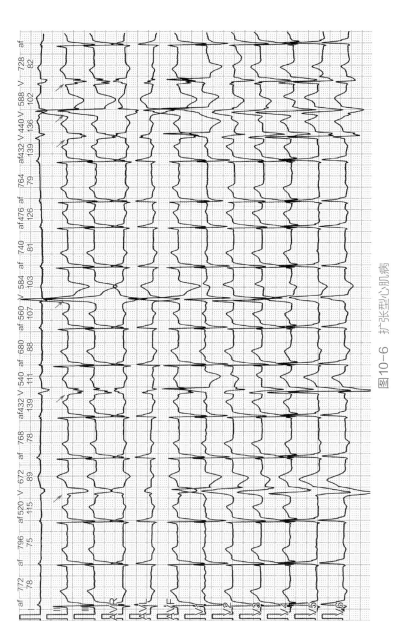

图10-6 扩张型心肌病

图10-6中，窦性P波消失，V₁导联可见f波。箭头所示QRS波宽大畸形，形态及联律间期不一致，为多源性室性早搏。其他QRS波为室上形态，但QRS波增宽呈室内传导阻滞。V₅、V₆导联ST-T改变。超声心动图检查结论为扩张型心肌病。

第四节　心肌炎

一、病理机制

急性感染、过敏或变态反应等导致的心肌本身的炎性改变，其中病毒感染为主要病因。心肌炎时心电图改变常出现较早，也可以是心肌炎的唯一表现。

二、常见的心电图表现

① 窦性心动过速或窦性心动过缓。

② 一度、二度房室传导阻滞多见。

③ QRS波群低电压、偶有异常Q波及酷似急性心肌梗死的心电图表现。

④ ST-T改变：常为普遍的ST段压低，T波低平、双向或倒置。

⑤ Q-T间期延长。

⑥ 心律失常：房性或室性早搏多见，也可见心房颤动、阵发性室上性心动过速，严重者可出现室性心动过速。

三、临床意义

心电图对心肌炎有一定的诊断价值，但心肌炎的心电图改变特异性不高，必须结合临床，才能准确诊断。

四、读图实践

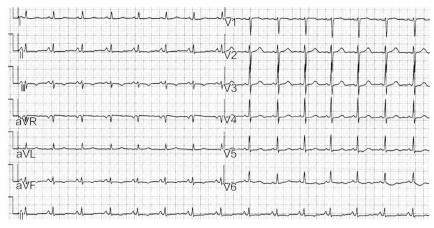

图10-7　心肌炎

图10-7中，窦性心律，频率约88次/分，肢体导联QRS波群低电压。Ⅱ、Ⅲ、aVF导联ST段平直下移伴有T波倒置。患者，女，29岁，平时体健，无基础器质性疾病。1周前发热、腹泻，近日感觉乏力。临床诊断为病毒性心肌炎。

第五节　心包炎

一、急性心包炎

1.病理及心电图改变机制

心包炎是因病毒、细菌感染、恶性肿瘤等因素引起心包膜发炎，在急性期时心包腔内可见液体渗出。心电图改变机制：炎症累及心外膜下心肌，产生损伤性电流，可见ST段抬高，累及心房肌可见PR段改变。心肌炎症广泛则普遍导联ST段及PR段改变，炎症局限则心电图改变也局限。

2. 心电图表现

（1）窦性心动过速　静息心率 > 100次/分。

（2）PR段改变　是急性心包炎的特征性表现，除aVR导联PR段抬高外，几乎所有导联的PR段下移。

（3）ST段改变　急性期多导联ST段呈凹面向上抬高多在0.20mV左右，aVR导联ST段下移。无急性心梗的定位特征和对应性改变，持续数日至数周以后ST段逐渐回至基线。病程开始时T波直立，以后转为低平或倒置，3个月左右T波变浅，直至完全恢复正常。

（4）QRS波群改变　QRS波群低电压，部分患者出现P-QRS-T电交替。

二、慢性缩窄性心包炎

1. 病理机制

慢性缩窄性心包炎是因心包增厚、粘连、收缩，压缩心脏，限制心室舒张，引起一系列心电图改变。心房受累者可见P波异常及房性心律失常，浅层心肌受累可使心肌萎缩，产生QRS波群低电压等。

2. 心电图表现

① 窦性心动过速（代偿性心率加快）。

② P波增高或增宽。多见房性心律失常，如房性早搏、心房颤动、心房扑动。

③ QRS波群低电压。

④ ST段轻度下降，多数导联T波低平或倒置。

三、读图实践

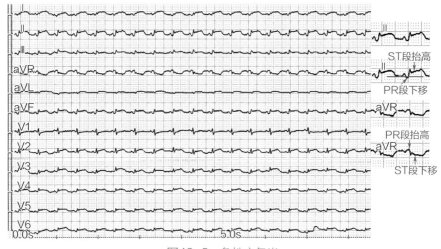

ST段抬高

PR段下移

PR段抬高

ST段下移

图10-8 急性心包炎

图10-8中，窦性心律，心率约130次/分。肢体导联、胸导联QRS波群电压明显降低。图中横线为基线位置，除aVR导联PR段抬高外，所有导联PR段下移。广泛导联ST段凹面向上抬高，aVR导联ST段下移。心脏超声检查见大量心包积液。

诊断：①窦性心动过速；②肢体导联、胸导联QRS波群低电压，广泛导联ST段凹面向上抬高，符合急性心包炎心电图表现。

第六节 先心病

一、右位心

心电图检查对右位心具有病因学诊断价值。

1.镜像右位心

镜像右位心属先天性畸形，常伴有内脏左右反置，生理上的左心房、左心室及心尖部在解剖上位于右侧，生理上的右心房及右心室位于左侧。心尖仍由生理的左心室组成。

2. 镜像右位心的心电图表现

① Ⅰ导联P-QRS-T波群倒置，Ⅱ与Ⅲ导联互换，aVR导联与aVL导联互换，aVF导联图形不变。

② $V_1 \sim V_6$导联呈rS型，其振幅依次减小，S波相对变深。

凡是右位心者，除了常规记录12导联心电图以外，必须再加做左右手电极反接后的6个肢体导联心电图和胸壁V_2、V_1、$V_{3R} \sim V_{6R}$导联心电图。单纯右位心反接后记录的心电图，是一份"正常心电图"。

二、房间隔缺损

先天性继发孔型房间隔缺损造成血液左向右分流。舒张期负荷增重，右心室发生扩张与肥厚。

心电图表现如下。

① 正常心电图，见于缺损较小的病例。

② 右心室舒张期负荷增重图形，右束支传导阻滞图形、电轴右偏。

③ 一度房室传导阻滞、右心房增大表现、心房颤动。

④ 钩型R波：下壁导联（Ⅱ、Ⅲ、aVF）R波的升支或顶峰出现切迹，可出现在单个导联，也可两个、三个导联同时出现，是房间隔缺损的特征性心电图表现，出现导联越多，特异性越高。

三、室间隔缺损

室间隔缺损为常见的先天性心脏畸形，缺损大小不同，心电图表现不同。

心电图表现如下。

（1）正常心电图　室间隔缺损小，分流量少，心电图无明显异常。

（2）左心室肥厚　$V_4 \sim V_6$导联伴ST段抬高，R波增高，T波直立，为左心室舒张期负荷增重图形。

（3）右心室肥厚　左向右分流量大者导致右心室肥厚。电轴右偏，V_1导联R波增高，出现高大S波，RS波见于$V_2 \sim V_4$导联及肢体导联。

（4）P波增高、一度房室传导阻滞、不完全右束支传导阻滞等。

四、读图实践

图10-9中，A图导联正常安放，B图肢体导联左右手反接、胸壁V_2、V_1、$V_{3R} \sim V_{6R}$导联心电图，变为正常。与反接后正常心电图相比，右位心心电图的Ⅰ导联P-QRS-T波群倒置，Ⅱ与Ⅲ导联互换，aVR导联与aVL导联互换，aVF导联图形不变。$V_1 \sim V_6$导联呈rS型，其振幅依次减小，S波相对变深。

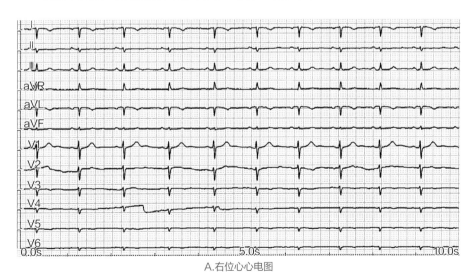

A.右位心心电图

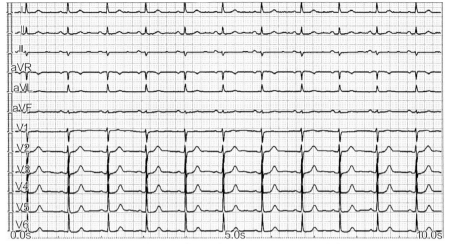

B.肢体导联左右手反接、胸壁V₂、V₁、V₃R～V₆R导联心电图

图10-9　右位心心电图

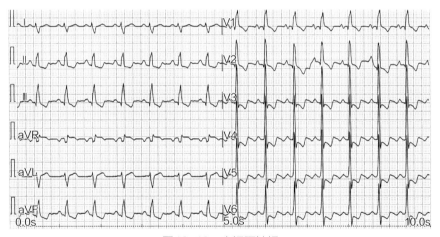

图10-10　房间隔缺损

　　图10-10中，患者，女,36岁。2008年行房间隔缺损封堵术，术后心功能Ⅳ级，三尖瓣重度关闭不全，中度肺动脉高压。图中可见电轴右偏、右束支传导阻滞。下壁导联R波顶峰切迹，呈钩型R波。

第七节　心室早复极

心室早复极多数情况被认为是一种正常变异心电图。ST段自J点处抬高，运动可使ST回至基线。多在查体时被发现。

一、心电图表现

① QRS与ST段交界处出现J波，以心前导联较为明显。

② J点抬高，T波自J点处抬高0.30mV左右，V_2 ～ V_5导联和Ⅱ、Ⅲ、aVF导联较明显。

上述心电图改变持续存在而无明显变化。但运动可使ST段回至基线。

二、鉴别诊断

1. 心肌梗死超急性期

心肌梗死超急性期，心电图可见ST段弓背抬高伴T波高尖，但T波为前后支对称，ST-T有动态演变，血清心肌损伤标志物升高。心室早复极不同，ST-T改变长期存在，血清心肌损伤标志物无异常变化。

2. 变异型心绞痛

变异型心绞痛发作时，ST段抬高，但临床症状与心电图改变共存，且持续时间短，随临床症状消失，心电图恢复正常。

三、读图实践

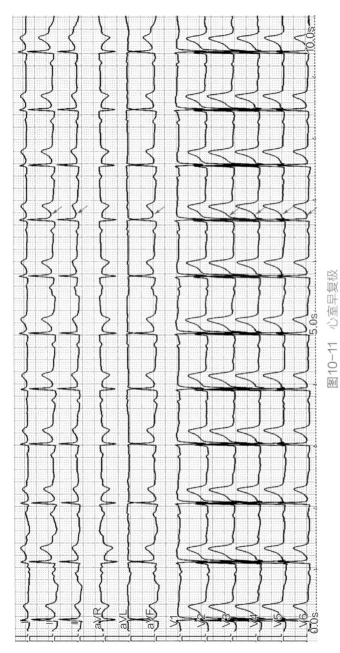

图10-11 心室早复极

图10-11中，J点抬高（箭头所示），在Ⅱ、Ⅲ、aVF、V₂～V₆导联明显。患者，男，62岁。多次心电图检查，ST段上抬持续存在。运动后，J点回落至基线位置。

诊断：①窦性心律；②符合心室早复极心电图表现。

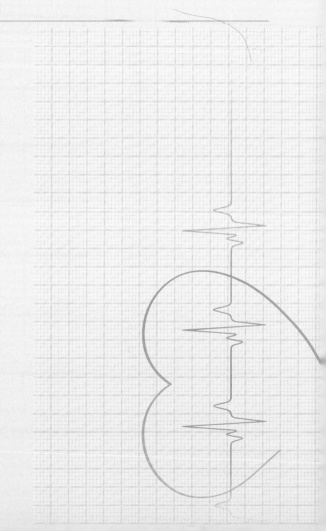

第十一章

药物影响与电解质紊乱

第一节　常见药物影响

一、洋地黄类药物

洋地黄为治疗心力衰竭的基本药物。洋地黄或强心苷类对心脏有广泛的电生理作用,洋地黄的治疗剂量和中毒剂量接近，易诱发各种心律失常。

1. 洋地黄治疗剂量的心电图改变

患者应用洋地黄后，心电图会发生一些改变，表明患者应用过洋地黄类药物，而非洋地黄中毒，亦非停用洋地黄指征。

① ST呈鱼钩状改变：以R波为主的导联ST段呈下斜型下降,T波负正双向，T波的前支与ST段形成特征性的鱼钩样改变。

② Q-T间期缩短：洋地黄可造成Q-T间期缩短。

2. 洋地黄中毒的心电图表现

洋地黄中毒心电图表现：异位节律点兴奋性增高，伴传导障碍，见各种心律失常与传导阻滞。该表现与其他原因所致的心律失常无特异性，不能单纯根据心电图表现诊断洋地黄中毒，应结合临床综合分析。

① 室性早搏二联律、多源频发室早、室性心动过速、心室颤动。

② 房性早搏、房性心动过速伴传导阻滞。

③ 非阵发性交界性心动过速。

④ 各型房室传导阻滞。

⑤ 心房颤动时出现加速的交界性逸搏心律。

二、胺碘酮（可达龙）

胺碘酮（可达龙）属Ⅲ类抗心律失常药，为临床常用的广谱抗心律失常药物。主要电生理效应是延长心肌组织的动作电位及有效不应期，有利于消除折返激动。抑制心房及心肌传导纤维的快钠离子内流，减慢传导速度，减低窦房结自律性。适用于各种早搏、心动过速、心房颤动、心房扑动等。

胺碘酮引起的心电图改变如下。

① 心率减慢。

② T波可增宽，呈双峰切迹。

③ Q-T间期延长，以T波时间延长为主。

④ U波增高。

⑤ 致心律失常作用，剂量过大可引起心律失常，如室性心动过速、房室传导阻滞等。

第二节　电解质紊乱

正常情况下，人体内的电解质浓度总是保持相对的稳定和平衡。当疾病引起电解质平衡紊乱时，影响心肌细胞的电生理特性和心肌细胞的动作电位，心电图随之发生相应的改变。其中以血钾、血钙浓度变化对心电图影响最明显。心电图检查可为临床提供重要依据。

一、血钾异常

1. 低钾血症

正常人血钾浓度为3.5～5.5mmol/L。如果＜3.5mmol/L，为低钾血症。引起低钾血症的主要原因有摄入不足、代谢性碱中毒、应用利尿药、呕吐、腹泻等。

心电图表现如下。

（1）ST-T改变　血钾浓度降低至3.0mmo/L以下，心电图上出现ST段轻度下降，T波由直立转为低平、切迹双向或倒置，U

波振幅增高，胸导联变化较明显，U波可与T波等高或超过T波。血钾浓度进一步降低，可出现ST段下移，T波倒置增深，U波振幅显著增高增宽，T波与U波融合在一起，Q-T（U）间期延长。严重低钾血症可出现巨大U波。

（2）心律失常　可出现室性早搏、短阵室性心动过速、房性早搏等，极其严重低钾血症有发生心室颤动的危险。也可出现房室传导阻滞、束支传导阻滞等心律失常。

2. 高钾血症

血钾浓度 > 5.5mmol/L为高钾血症。摄入的钾主要经肾脏排泄出体外。任何原因导致的肾功能减退或衰竭、少尿或无尿是引起高钾血症最重要的病因，大量输血、补钾过多、高血容量休克、大面积组织挤压伤等也可引起血钾过高。血钾过高对心肌有普遍的抑制作用。

心电图表现如下。

① 轻度血钾升高，最早期的改变为T波增高，基底变窄，顶峰变尖，呈帐篷状，最为常见。

② 血钾浓度 > 6.5mmol/L时，可出现QRS增宽、窦房传导阻滞、房内传导阻滞、房室传导阻滞等表现。

③ 血钾浓度 > 8.5mmol/L时，心电图可出现"窦室传导"。P波消失，QRS波增宽，T波高耸宽大，是由于高钾抑制心房肌纤维，心房肌麻痹，窦房结的激动由房间束和房室交界区直接传导到心室。

④ 血钾浓度 > 10mmol/L时，可见缓慢、规则、宽大的QRS波，最后可出现心室颤动或心脏停搏。

二、血钙异常

正常人血钙浓度为2.25～2.75mmol/L。血钙浓度若 < 2.25mmol/L，

为低钙血症。血钙浓度 > 2.75mmo/L，为高钙血症。血钙的正常值标准因计量单位、检验试剂等不同而存在差异，对血钙异常的判断需参考检查实验室的正常值标准。

1. 低钙血症

引起低钙血症的主要病因有慢性肾功能不全、甲状旁腺功能减退、严重呕吐、腹泻等。血钙浓度降低主要引起心肌细胞动作电位2相时间延长，心电图特征是ST段延长及Q-T间期延长。

严重低钙血症ST段延长更明显，可伴有T倒置，并发各种类型的早搏。低钙血症合并低钾血症时，ST段延长，T波低平伴U波增高。低钙血症合并高钾血症时ST段延长，T波高耸呈帐篷状。

2. 高钙血症

高钙血症较低钙血症少见。引起高钙血症的主要原因有甲状旁腺功能亢进、多发性骨髓瘤、骨转移瘤等。

高钙血症引起心电图上ST段缩短，严重时可引起窦性停搏、房室传导阻滞、早搏、心动过速等。

三、识图要点

① 低钾血症的常见心电图表现：T波变低、U波增高，TU融合，Q-U间期延长。高钾血症的心电图表现要点：T波高耸呈帐篷状。

② 低钙血症心电图表现要点：ST段延长。高钙血症心电图表现要点：ST段缩短。

③ 电解质紊乱大多时候并非单一存在，心肌细胞复极过程多种离子共同参与，导致离子浓度与心电图变化的关系并不完全一致。同时原有心肌肥厚、缺血、应用药物等都可引起ST-T改变，使诊断复杂。临床应用时，如发现电解质异常的心电图改变时，应及时进行血液电解质检查。

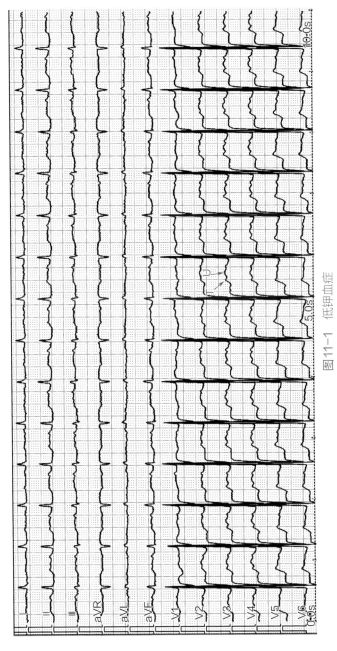

图11-1 低钾血症

图11-1中，T波变低（斜箭头所示），U波增高（直箭头所示），TU融合分界不清，Q-T（U）间期延长。电解质检查，血钾3.0mmol/L（正常值为3.5～5.3mmol/L）。

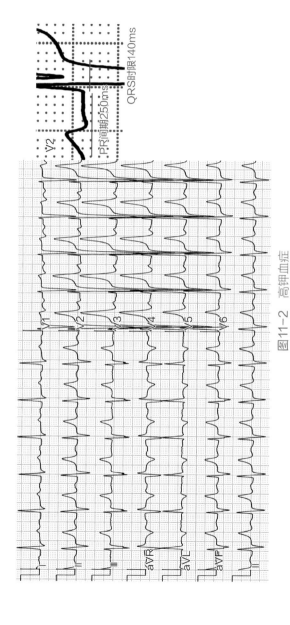

图11-2 高钾血症

图11-2中，患者，男，51岁，肾功能衰竭。T波增高，基底变窄，顶峰变尖。QRS波时限140ms，P-R间期延长。电解质检查，血钾7.26mmol/L（正常值为3.5～5.3mmol/L）。

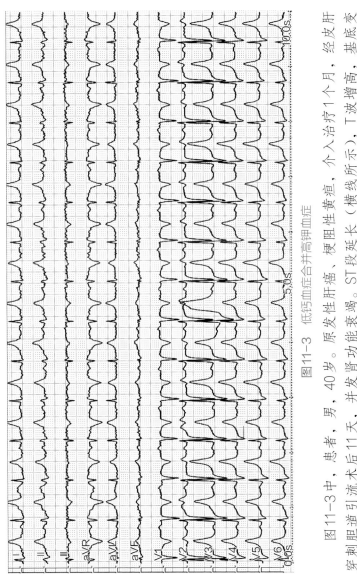

图11-3 低钙血症合并高钾血症

图11-3中，患者，男，40岁。原发性肝癌、梗阻性黄疸，介入治疗1个月，经皮肝穿刺胆道引流术后11天，并发肾功能衰竭。ST段延长（横线所示），T波增高，基底变窄，顶峰变尖。尿素氮27.9mmol/L（正常值为2.9～8.2mmol/L），肌酐363.1μmol/L（正常值为59～104μmol/L），钾7.07mmol/L（正常值为3.5～5.3mmol/L），钙1.78mmol/L（正常值为2.03～2.54mmol/L）。

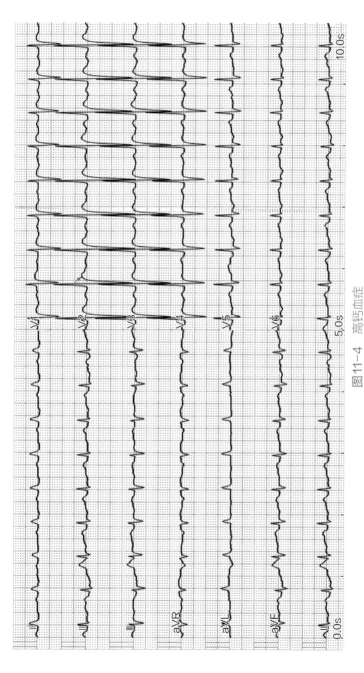

图11-4　高钙血症

图11-4中，患者，女，42岁，左侧乳腺癌多发骨转移。胸导联ST段明显缩短（箭头所示）。血钙浓度3.06mmol/L（正常值为2.03～2.54mmol/L）。

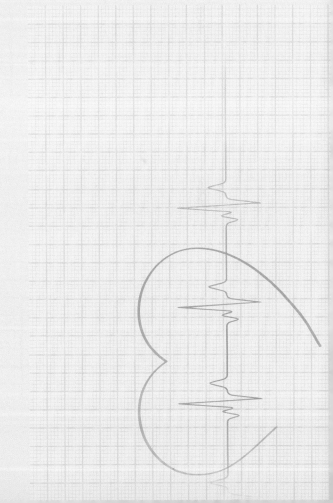

第十二章

心电图识图实践

一、下面有20份心电图，请根据前面介绍的学习思路，做出心电图诊断。

病例1 某男，43岁，无明显不适（图12-1）。

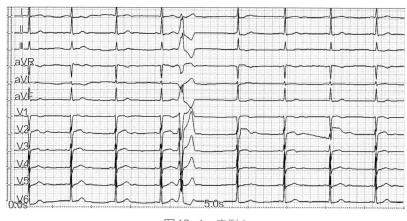

图12-1 病例1

病例2 某女，54岁，慢性腹泻二十余日，自觉心慌、乏力（图12-2）。

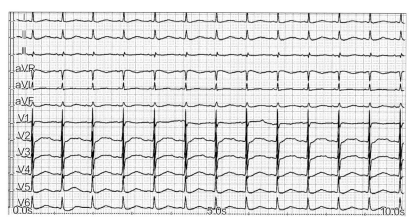

图12-2 病例2

病例3　某男，37岁，心肌炎病史，有时感心前区不适、乏力、头晕（图12-3）。

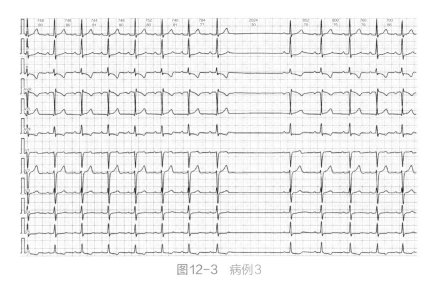

图12-3　病例3

病例4　某男，57岁。自述心率偏慢，乏力感，活动后加重（图12-4）。

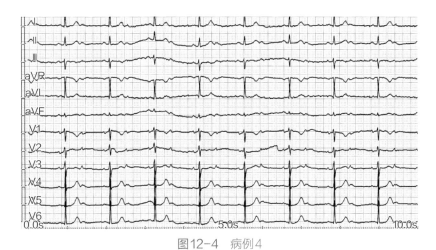

图12-4　病例4

病例5　某男，62岁。高血压病史十余年，平日收缩压140～180mmHg，舒张压80～100mmHg（图12-5）。

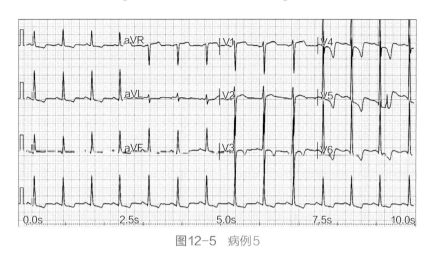

图12-5　病例5

病例6　某男，57岁。有时感心慌、心前区不适感（图12-6）。

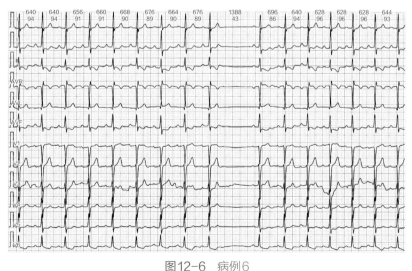

图12-6　病例6

病例7　某女，62岁，糖尿病史9年，平时无明显不适（图12-7）。

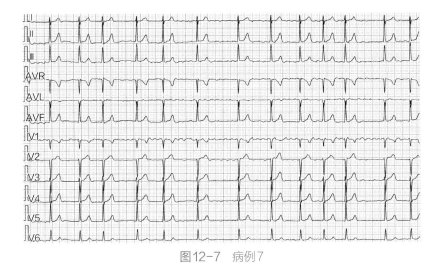

图12-7　病例7

病例8　某男，63岁，平素身体健康。近2日感心跳加快，心慌不适感明显（图12-8）。

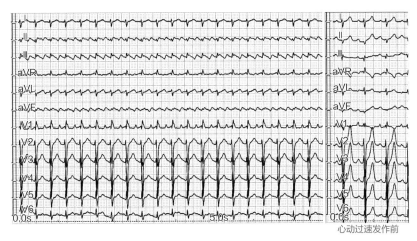

图12-8　病例8

病例9 某男，70岁，糖尿病病史6年，高脂血症5年，近2年阵发性房颤时有发作（图12-9）。

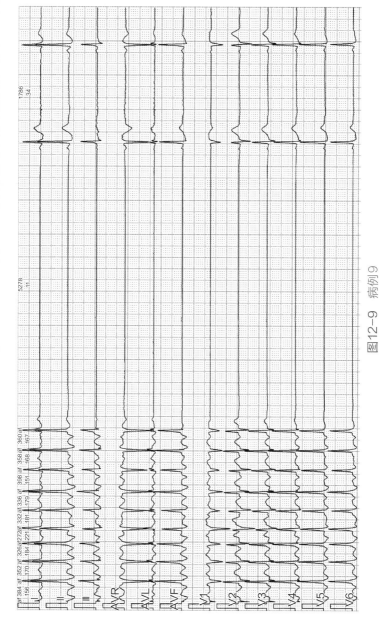

图12-9 病例9

病例10　某女，40岁，心肌炎病史（图12-10）。

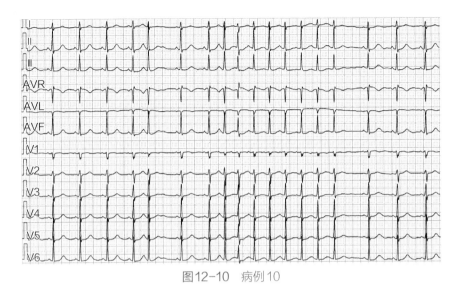

图12-10　病例10

病例11　某男，65岁，心律失常病史，具体不详（图12-11）。

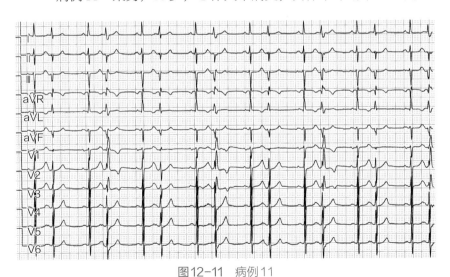

图12-11　病例11

病例 12　某男，45岁，平时无明显不适（图 12-12）。

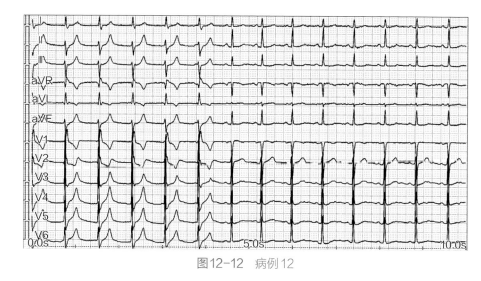

图 12-12　病例 12

病例 13　某女，59岁，平时无明显不适，查体心电图见图 12-13。

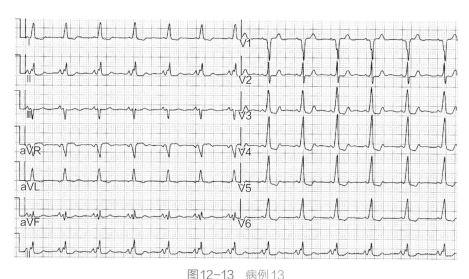

图 12-13　病例 13

病例14　某男，37岁，慢性肾病病史（图12-14）。

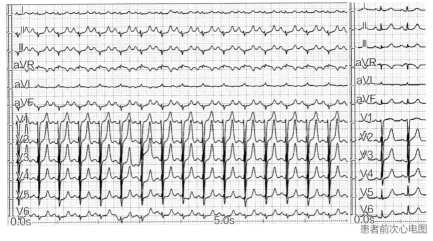

图12-14　病例14

病例15　某男，49岁，心前区不适2天，加重4h来诊。现症：心前区不适、疼痛，伴恶心，血压120/70mmHg（图12-15）。

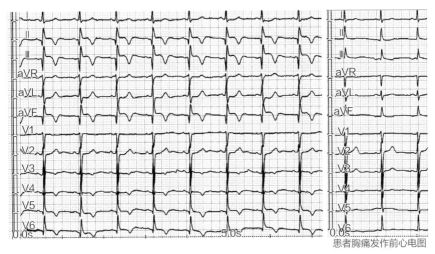

图12-15　病例15

病例16　某男，70岁，自述心动过缓病史（图12-16）。

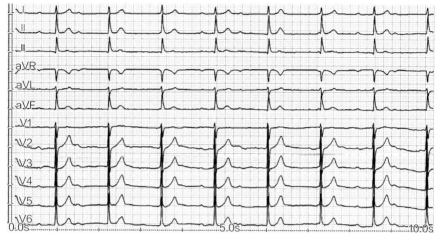

图12-16　病例16

病例17　某女，37岁，心肌炎病史（图12-17）。

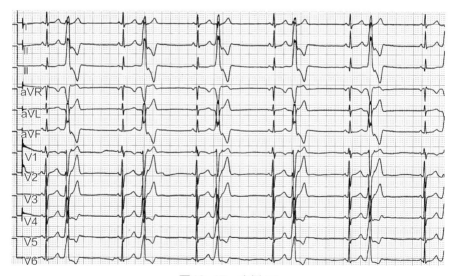

图12-17　病例17

病例18 某女，42岁，自感心慌、心率加快3h（图12-18）。

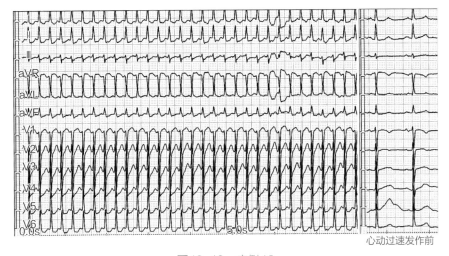

图12-18 病例18

病例19 某男，68岁，PCI术后（图12-19）。

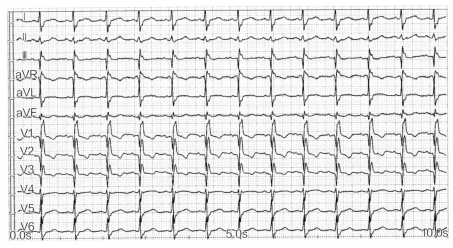

图12-19 病例19

病例20　某男，69岁，高血压、冠心病、糖尿病病史（图12-20）。

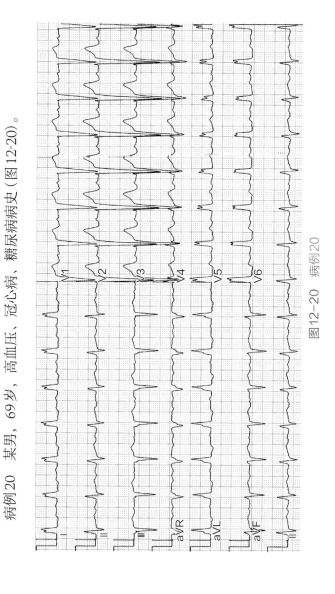

图12-20　病例20

二、实践解析

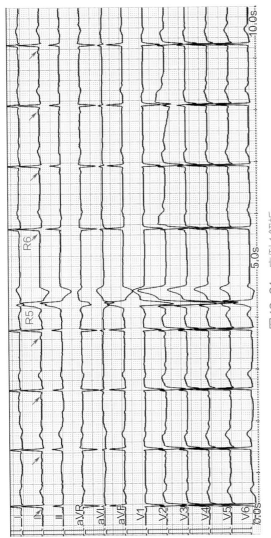

图12-21 病例1解析

图12-21中，窦性P波（箭头所示）规律出现，频率51次/分，R1～R4、R7～R9的P-R间期正常且固定。R5宽大畸形，其前无相关性P波，为室性早搏。R6形态为室上性，P-R间期明显缩短，与其前的窦性P波成房室干扰，考虑为来源于交界区的逸搏。形成逸搏的原因：缓慢的窦性心律时发生早搏，导致较长的代偿间期，下级起搏点的自律性得以显现。

诊断：①窦性心动过缓；②室性早搏；③交界性逸搏。

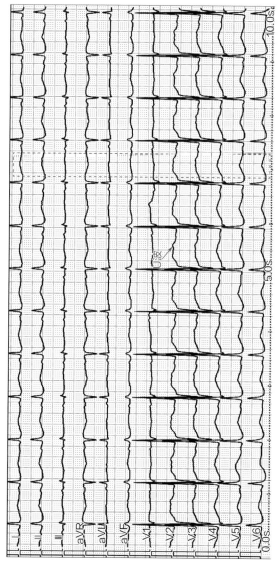

图12-22　病例2解析

图12-22中，窦性P波规律出现，频率77次/分，每个窦性P波后跟随QRS波群，P-R间期正常且固定，QRS波形态正常。可见所有导联T波变低，U波增高（斜箭头所示），TU融合分界不清，Q-T（U）间期延长。

诊断：①窦性心律；②胸导联U波明显，提示低钾血症，建议查电解质（后期随访：血钾3.1mmol/L，正常值为3.5～5.3mmol/L）。

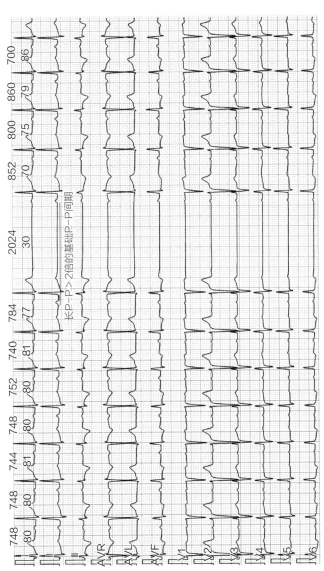

图12-23 病例3解析

图12-23中，规律出现的窦性P波中出现长P-P间期（2040ms），长P-P中未见异位P'波（排除房性早搏未下传），长P-P间期大于2倍的基础P-P间期。每个窦性P波后跟随QRS波群，P-R间期约200ms且固定，QRS波形态正常。Ⅱ、Ⅲ、aVF、V₅、V₆导联可见ST-T改变。

诊断：①窦性心律不齐、窦性停搏；②ST-T改变。

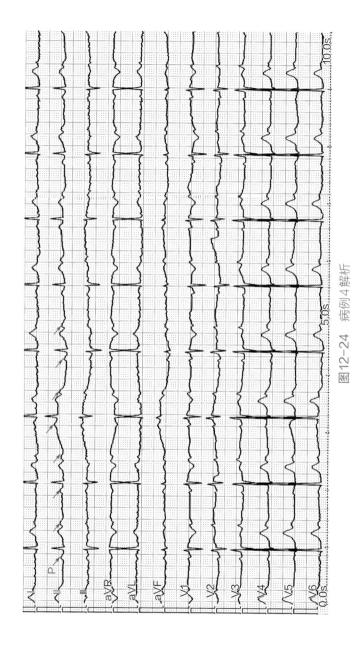

图12-24 病例4解析

图 12-24 中，窦性 P 波规律出现（斜箭头所示），频率 107 次/分。半数 P 波后跟随 QRS 波群，其 P-R 间期固定，说明 P 波与 QRS 波有关，为窦性 P 波下传心室形成 QRS 波。半数 P 波阻滞未下传心室，心室率约 53 次/分。

诊断：①窦性心动过速；②二度房室传导阻滞呈 2 ： 1 传导。

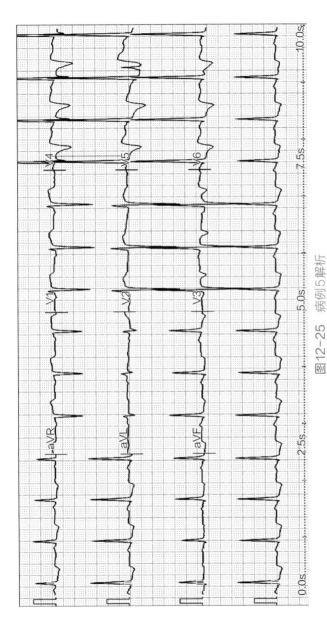

图12-25 病例5解析

图12-25中，窦性P波规律出现，频率86次/分，每个窦性P波后跟随QRS波群，P-R间期正常且固定。图中V5、V6导联电压增高 > 2.5mV，I、aVL、II、III、aVF、V3~V6导联ST-T改变。

诊断：①窦性心律；②左心室面电压增高伴有ST-T改变，提示左心室肥厚。

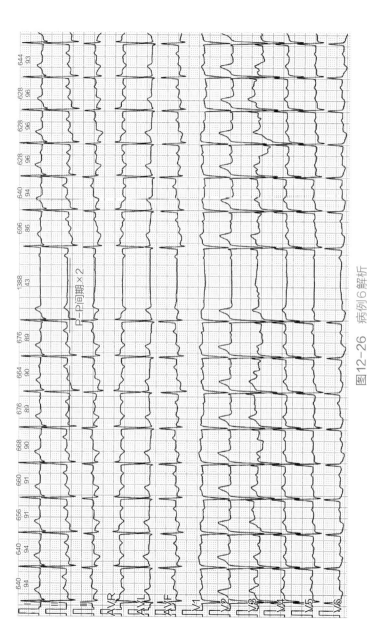

图12-26 病例6解析

图12-26中，规律出现的窦性P波中出现长P-P间期，长P-P间期中未见异位P'波（排除房性早搏未下传），长P-P间期等于2倍的基础的P-P间期。每个窦性P波后跟随QRS波群，P-R间期约200ms且固定，QRS波形态正常。Ⅱ、Ⅲ、aVF、V₅、V₆导联可见ST-T改变。

诊断：①窦性心律，二度Ⅱ型窦房传导阻滞；②ST-T改变。

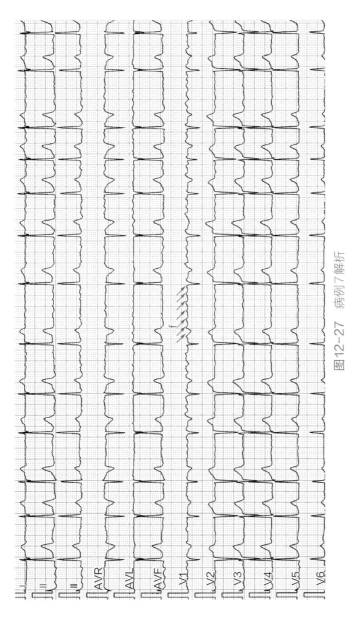

图12-27 病例7解析

图12-27中，窦性P波消失，心室率绝对不匀齐，V₁导联可见频率约370次/分的f波，QRS波形态正常，ST-T未见明显异常。

诊断：心房颤动。

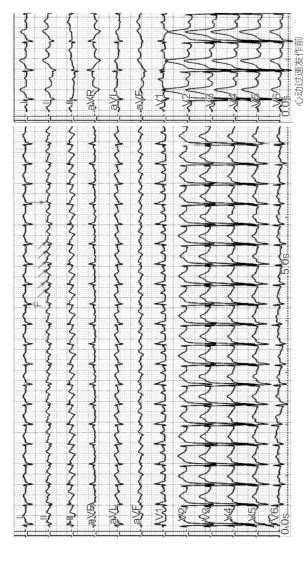

图12-28　病例8解析

图12-28中，窦性P波消失，Ⅱ、Ⅲ、aVF导联见锯齿样大F波，aVF导联见锯齿样大F波，呈2：1下传

心室，心室率约150次/分。患者心动过速发作时的心电图与既往心电图比较，QRS

波终末部不同（直箭头所示），为F波叠加所致。

诊断：心房扑动2：1下传心室。

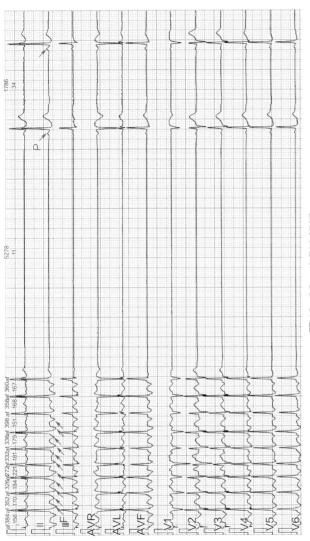

图12-29 病例9解析

图12-29中，心房扑动发作停止后，出现约5300ms的长P-P间期，为窦性停搏、心室停搏。其后出现两次窦性停搏，心室停搏，符合病窦综合征心电图表现，Ⅱ、Ⅲ、aVF、V₄～V₆导联ST-T改变。减退所致，符合病窦综合征心电图表现，提示窦房结功能减退，②心房扑动发作停止后，出现约5300ms的长P-P间期，为窦性停搏，频率34次/次。本病例考虑窦房结功能减退，②心房扑动

诊断：①窦性动过缓，短暂全心停搏，提示窦房结功能减退；②心房扑动2：1下传心室；③ST-T改变。

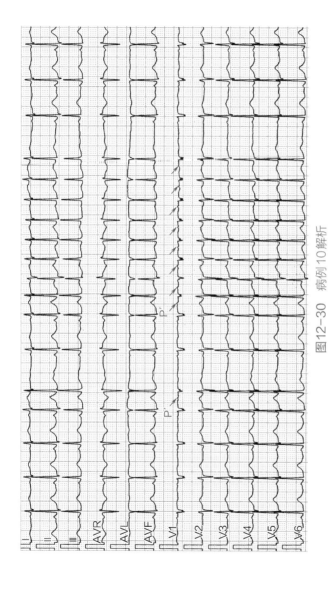

图12-30 病例10解析

图12-30中，窦性心律规律出现，频率88次/分，可见提前出现的P′波（箭头所示），其后跟随形态正常的QRS波群，为房性早搏；连续出现的房性早搏，为短阵性房性心动过速。

诊断：①窦性心律；②房性早搏，短阵性房性心动过速。

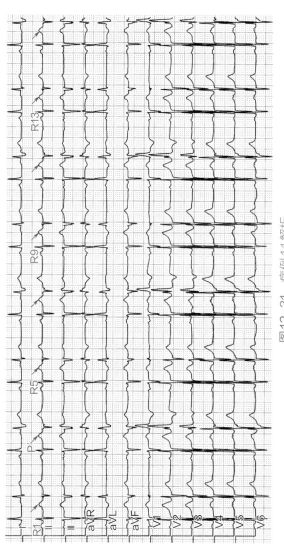

图12-31 病例11解析

图12-31中，R1、R3、R5、R7、R9、R11、R13、R15为窦性心律，其前可见窦性P波，P-R间期固定，QRS波形态正常。可见提前出现的P'波（箭头所示），其后跟随窦性QRS波群形态异于正常且多变，为房性早搏伴的心室内差异性传导。本例心电图无连续出现的窦性心律，无法明确窦房结频率，只能计算平均心率约为90次/分。

诊断：①窦性心律；②频发房性早搏呈二联律，伴心室内差异性传导。

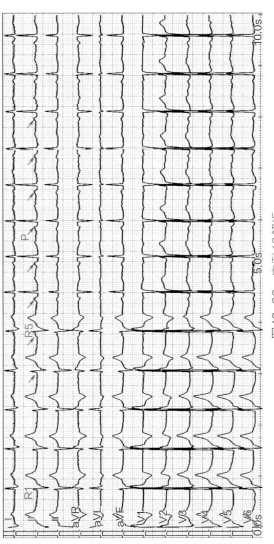

图12-32 病例12解析

图12-32中，窦性P波（箭头所示）规律出现，频率86次/分。R6～R13形态正常，P-R间期固定，为窦性下传心室形成。R5、R4起始部见窦性P波叠加，P-R间期明显缩短，表明与其前的窦性P波无相关性。R1～R5宽大畸形，其前无相关性P波，考虑来源于心室，频率79次/分。形成原因：心室内起搏点（下级起搏点）频率轻度增高超过窦房结，成为主导节律。

诊断：①窦性心律；②非阵发性室性心动过速。

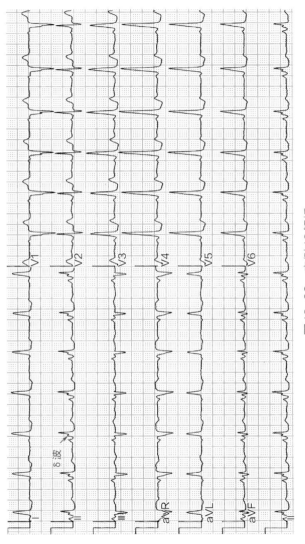

图12-33 病例13解析

图12-33中，窦性P波规律出现，频率80次/分，P-R间期<120ms，但固定。表明QRS波为窦性P波下传心室形成。QRS波起始粗钝，为δ波，表明预激旁路具有房前传功能。传导速度快于房室结，窦性心律激动心房后，沿旁路提前到达心室，使一部分心室肌提前除极形成δ波。

诊断：①窦性心律；②B型心室预激。

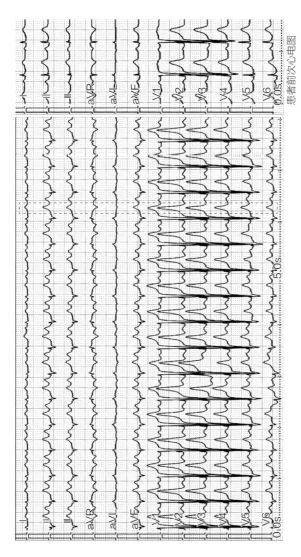

图12-34 病例14解析

图12-34中，窦性P波规律出现，频率120次/分，P-R间期正常且固定，QRS波形态呈室上性。与既往心电图对比，T波明显高尖，前后支对称，呈帐篷状。

患者电解质检查：血钾5.9mmol/L（正常值为3.5～5.3mmol/L）。

诊断：①窦性心动过速；②肢体导联QRS波群低电压；③T波高尖，提示高钾血症。

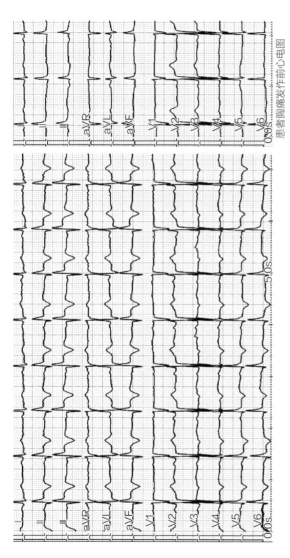

图12-35 病例15解析

图12-35中，窦性P波规律出现，频率68次/分，P-R间期正常且固定，QRS波无增宽。Ⅱ、Ⅲ、aVF导联见异常Q波，V₅～V₆导联见小q波，与既往心电图对比，与既往心电图对比，左胸导联图形发生明显变化。aVF导联见异常Q波，前侧壁心肌受累及可能，请结合临床；②Ⅱ、Ⅲ、aVF导联ST段上抬0.05～0.1mV伴T波倒置，Ⅱ、Ⅲ、aVF导联ST段上抬0.05～0.1mV伴T波倒置，提示急性下壁心肌梗死，前侧壁心肌受累及可能，请结合临床；③ST-T改变。

诊断：①窦性心律；②Ⅱ、Ⅲ、aVF导联见异常Q波伴

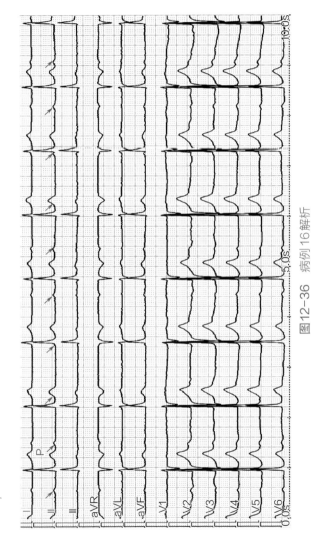

图12-36 病例16解析

图12-36中，R-R间期规整，心室率47次/分。窦性P波规律出现，P-P间期规整，心房率63次/分，心房率>心室率，P-R间期不固定，表明P波与QRS波无关，存在完全性房室分离。QRS波为来源于交界区的逸搏心律。

诊断：①窦性心律（心房率63次/分）；②三度房室传导阻滞；③交界性逸搏心律（心室率47次/分）。

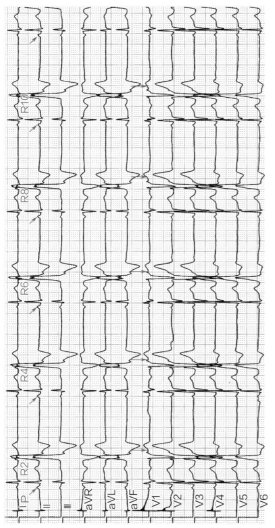

图12-37 病例17解析

图12-37中，窦性P波（斜箭头所示），P-R间期固定，其后跟随形态正常的QRS波。R2、R4、R6、R8、R10宽大畸形，提前出现，其前无相关性P波，为室性早搏；QRS波终末可见逆行P'波（V₁导联直箭头所示）。形成原因：室性早搏逆行心房传导，致窦房结节律重整，因无连续出现的窦性P波，只能计算平均心室率约为60次/分。

诊断：①窦性心律；②频发室性早搏呈二联律（可见室性早搏逆行心房传导）。

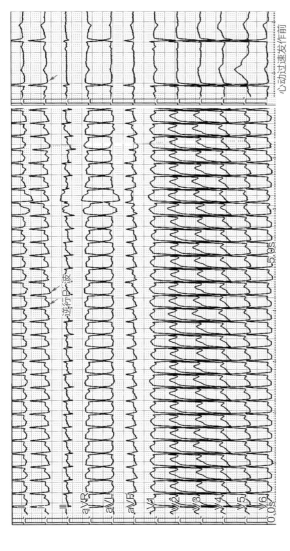

图12-38 病例18解析

图12-38中，心动过速发作，QRS波形态呈室上性，心室率230次/分。与心动过速发作前心电图相比，II导联箭头所示不同，有伪S波，为逆行P′波叠加所致。

诊断：阵发性室上性心动过速（房室结折返性心动过速可能性大）。

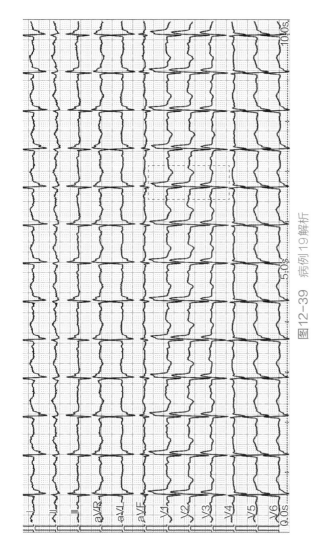

图12-39 病例19解析

图12-39中，窦性P波规律出现，频率77次/分，P-R间期正常且固定，QRS波为P波下传心室形成，QRS波宽大畸形（>120ms），$V_1 \sim V_3$导联呈qR型，V_5、V_6导联S波增宽、粗钝，波形符合右束支传导阻滞特点，此图$V_1 \sim V_3$导联起始部可见异常Q波，右束支传导阻滞时影响QRS波的终末部，一般不掩盖心肌梗死的图形特点，$V_1 \sim V_3$导联的异常Q波为心肌梗死所致。

诊断：①窦性心律；②完全性右束支传导阻滞；③陈旧性前间壁心肌梗死。

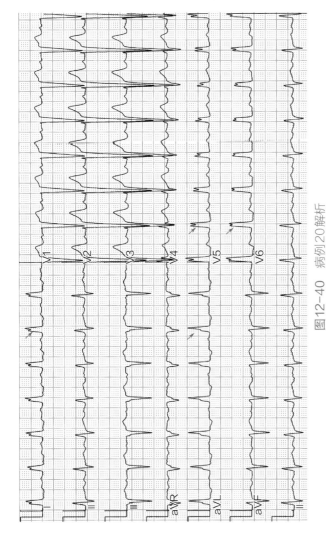

图12-40 病例20解析

图12-40中，窦性P波规律出现，频率90次/分，P-R间期（200ms）固定，QRS波为P波下传心室形成，QRS波宽大畸形（＞120ms），V₁～V₃导联呈rS图形，V₅、V₆导联呈独立R波，符合左束支传导阻滞图形特点。

诊断：①窦性心律；②完全性左束支传导阻滞。

参考文献

[1] 柏树令. 系统解剖学. 2版. 北京: 人民卫生出版社, 2010.

[2] Criteria Committee of the New York Heart Association. Nomenclature and criteria for the diagnosis of diseases of the heart. New York:New York Heart Association, 1953.

[3] 心电图测量技术指南编写专家组. 心电图测量技术指南. 实用心电学杂志, 2019, 28(2):77.

[4] 中国医药生物技术协会心电学分会. 中国老年学会老年医学委员会心电专家委员会. 心电图测量技术专家共识. 临床心电学杂志, 2019, 28 (2): 81.

[5] 陈新. 黄宛临床心电图学. 6版. 北京: 人民卫生出版社, 2009.

[6] 黄从新, 张澍, 黄德嘉, 华伟. 心房颤动: 目前的认识和治疗的建议——2018. 中国心脏起搏与心电生理杂志, 2018, 32 (4): 315.

[7] 孙海燕, 于小林. 图解临床常见心房颤动伴宽QRS波的鉴别. 实用心电图杂志, 2020, 29 (3): 157.

[8] 赵笑春, 柳茵, 郭继鸿, 李学斌, 张萍, 张海澄. Vereckei及Brugada四步法鉴别宽QRS波心动过速. 临床心电学杂志, 2009, 18 (4): 263.

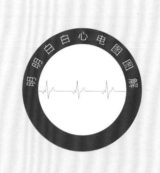

明明白白心电图图解